HOLGER VORNHOLT

HILDEGARD VON BINGEN

Heilwissen und Rezepte für Ihr Wohlbefinden

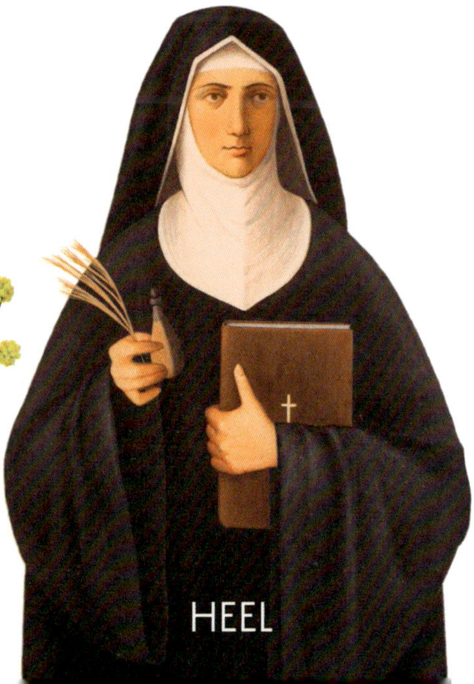

HEEL

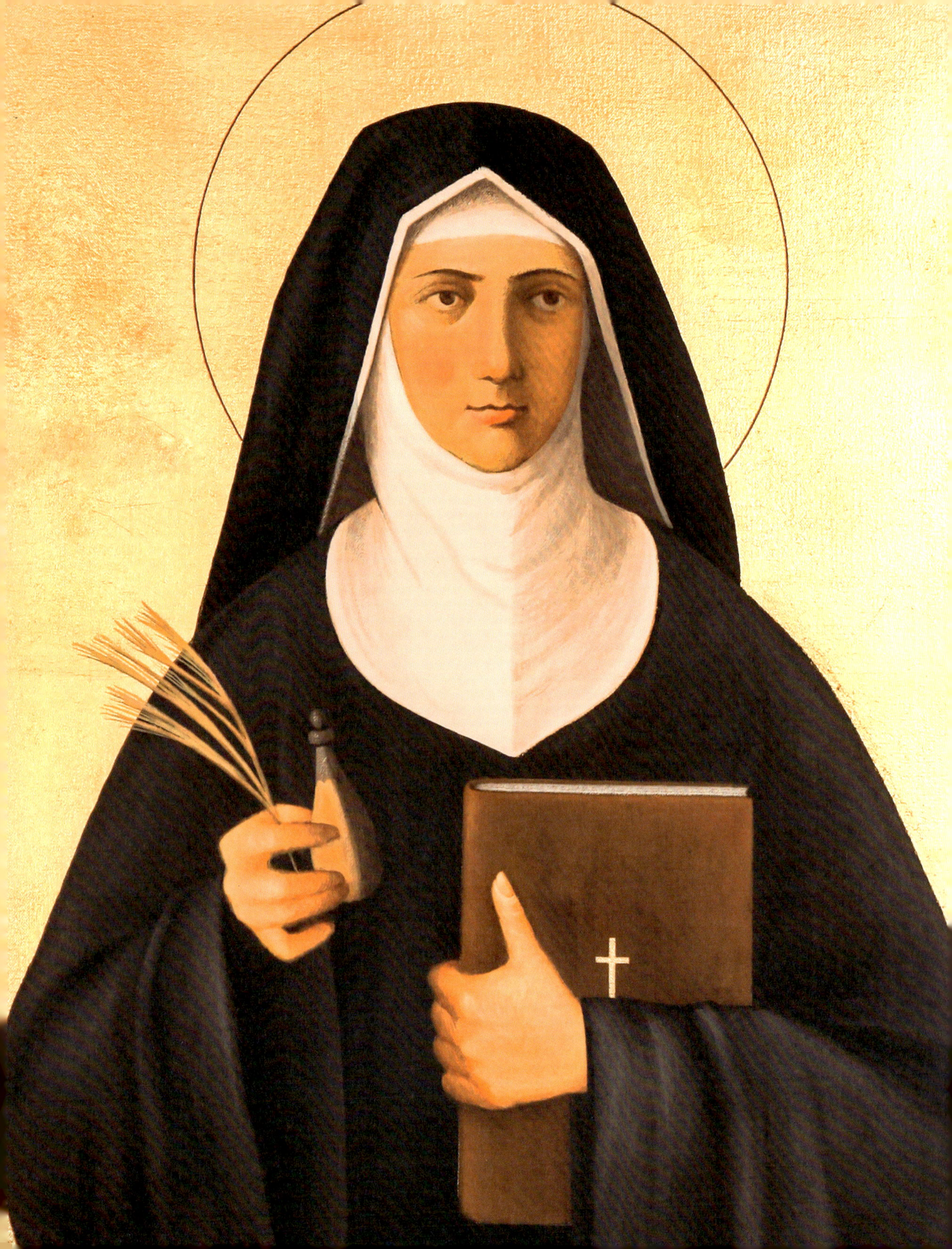

VORWORT

Hildegard von Bingen gilt als eine der herausragendsten weiblichen Persönlichkeiten des Mittelalters. Sie trat als bedeutende Äbtissin, als Dichterin und Komponistin in Erscheinung. Auch wenn ihr als Frau die klassische mittelalterliche wissenschaftliche Ausbildung verwehrt blieb, hat sie sich mit ihren naturkundlichen und heilkundlichen Werken einen Namen als Universalgelehrte gemacht. In der katholischen Kirche ist sie neben Teresa von Avila, Thérèse von Lisieux und Katharina von Siena eine der vier Frauen, die nicht nur als Heilige, sondern auch als Kirchenlehrerin verehrt werden.

In einer breiten Öffentlichkeit wirken heute vor allem ihre Schriften zur Naturheilkunde nach. Lange verschollen, wurden sie von dem österreichischen Arzt Dr. Gottfried Hertzka ab 1950 wiederentdeckt. Es stellte sich heraus, dass die medizinischen und heilkundlichen Erkenntnisse Hildegards in vielen Aspekten immer noch überaus aktuell sind – insbesondere im Hinblick auf moderne ernährungsphysiologische Erkenntnisse. Denn in der Hildegardis-Heilkunde steht die gesunde Ernährung an zentraler Stelle. Insgesamt hat Hildegard von Bingen mehr als 200 Pflanzen beschrieben und auf ihre Bedeutung für die menschliche Gesundheit untersucht. Auch wenn dies unter den aus heutiger Sicht primitiven und unwissenschaftlichen Methoden des Hochmittelalters geschah, sind ihre Erkenntnisse in Teilen heute gültiger denn je.

Eine wichtige Rolle in der Hildegardis-Medizin spielen die Heilkräuter. Das verwundert nicht weiter waren Heilkräuter doch die einzige wirksame „Medizin", die es im Mittelalter gab. Bei der Einordnung der medizinischen Wirkung der Kräuter muss man sich aber stets auch Hildegards Lebenswirklichkeit und Geisteshintergrund vergegenwärtigen, nach dem bei der Behandlung von Krankheiten und bei der Erhaltung der allgemeinen Gesundheit ein gottgefälliges Verhalten ebenso wichtig war wie eine medizinische Therapie. Dennoch werden viele der von Hildegard beschriebenen pflanzlichen Wirkungen auch von der heutigen modernen Wissenschaft bestätigt. Andere, möglicherweise auch schädliche Wirkungen einzelner Pflanzen – etwa bei Schwangeren – sowie individuelle allergische und Überempfindlichkeitsreaktionen kannte Hildegard hingegen noch nicht. Deshalb darf bei Erkrankungen eine Therapie mit Hildegardis-Kräutern nur unterstützend erfolgen und kann eine ärztliche Diagnose und Therapie niemals einfach ersetzen.

INHALT

7. KRÄUTERKUNDE MIT HILDEGARD VON BINGEN VON A BIS Z

8. DIE HILDEGARDIS-KRÄUTER-KOSMETIK

9. HILDEGARD VON BINGEN UND DIE EDELSTEINE

1.

DIE PERSON
HILDEGARD VON BINGEN

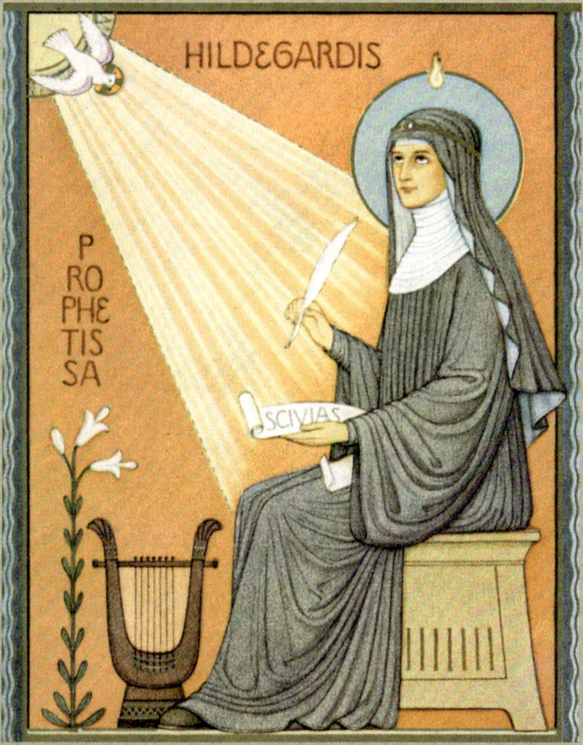

Hildegard von Bingen erblickte im Jahr 1098 in der Nähe von Alzey als zehntes Kind des hochadligen Hildebert von Bermersheim und dessen Frau Mechthild das Licht der Welt. Sie wurde hineingeboren in eine Zeit, in der die Kreuzfahrer den Arabern das Heilige Land zu entreißen versuchten und in der in Europa der Konflikt zwischen dem Kaisertum und dem Papsttum immer neue Höhepunkte erreichte.
Bereits bei Hildegards Geburt stand für ihre Eltern der Beschluss fest, das Kind später ein geistliches Leben führen zu lassen, gleichsam als Zehnten für Gott. Bereits im Kleinkindalter fiel ihr ungewöhnlich großes Interesse an ihrer Umwelt auf, und mit drei Jahren verwunderte sie ihre Eltern durch ihre ersten Visionen. Als Achtjährige kam sie am 1. November 1106 in das Kloster Disibodenberg, wo sich Jutta von Sponheim ihrer annahm. Jutta nahm Hildegard mit in ihre Klause, in der sie sich auf ihre Berufung vorbereitete, der sie irgendwann zwischen 1112 und 1115 nachkam, als sie die Ordensgelübde der Benediktinerinnen ablegte und Nonne wurde.

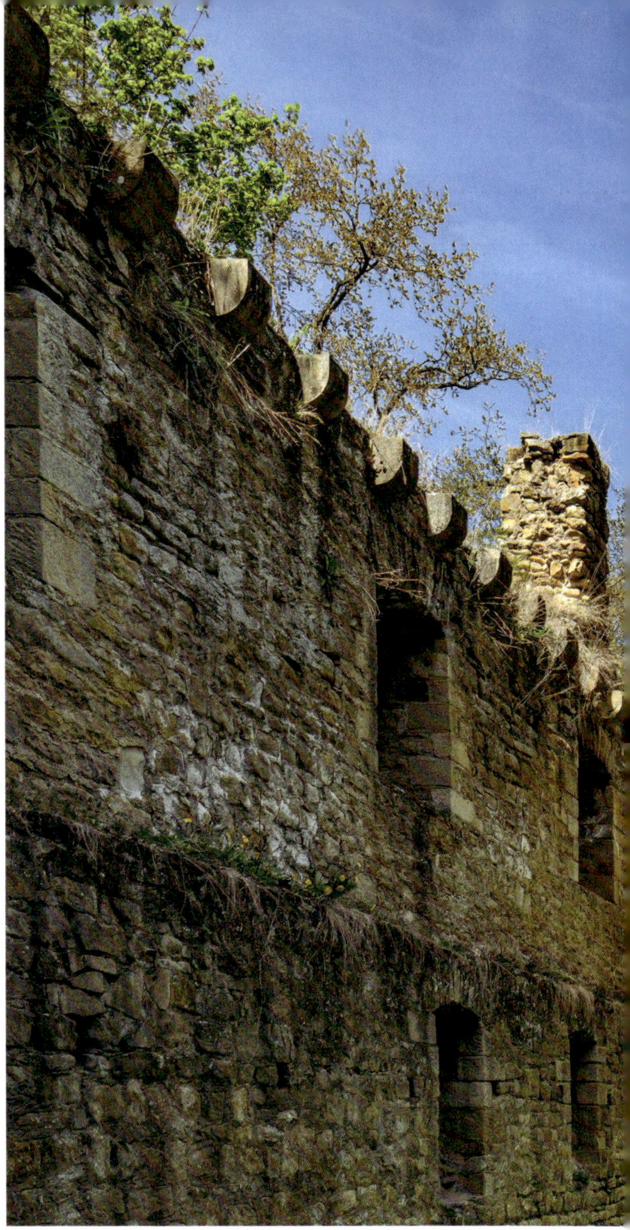

Auf dem Disibodenberg

In den folgenden Jahren wurde Hildegard auf dem Disibodenberg in den Tugenden und in Musik unterrichtet, während ihr als Frau der Zugang zu den mittelalterlichen Wissenschaften verwehrt blieb. Offiziell galt sie daher zeitlebens als „ungelehrt", doch eignete sie sich aus eigenem Antrieb und mit Unterstützung ihres Beichtvaters Volmar ein umfangreiches Wissen an, das sie durch eigene Beobachtungen vervollkommnete und das auch in unserer heutigen Zeit noch als überaus erstaunlich gelten muss.
1136 verstarb Jutta von Sponheim, und nach drei Jahrzehnten unter ihrer Leitung musste nun eine neue Vorsteherin gefunden werden. Die Wahl fiel auf Hildegard, die dieses Amt nach reiflicher Überlegung schließlich annahm. Nur fünf Jahre später, im Jahr 1141, begannen Hildegards große Visionen, die sie mit Hilfe Volmars in ihrem Werk „Scivias" niederschrieb. Der Buchtitel stammt von „Sci vias" und bedeutet so viel wie „Wisse die Wege". Damit erregte sie großes Aufsehen und fand Beachtung bis in höchste Kreise, etwa bei Papst Eugen II. und dem heiligen Bernhard von Clairvaux. Eigentlich war es Frauen in jener

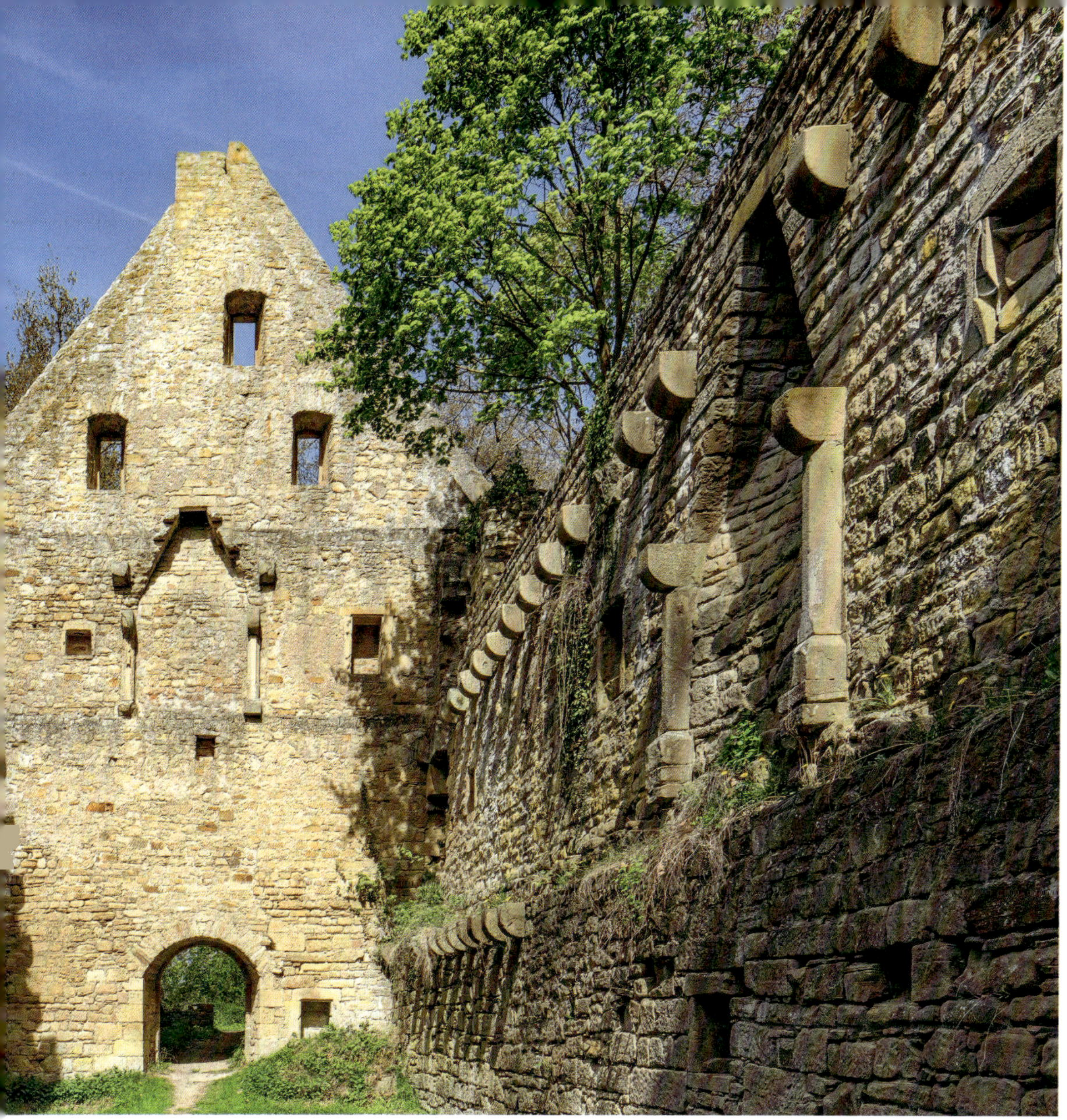

Die Klosterruine Disibodenberg

Zeit nämlich nicht gestattet, Bücher zu schreiben. Doch mit Erlaubnis des Papstes durfte sich Hildegard nun fortan offiziell als Prophetin bezeichnen. Sie übte eine große Anziehungskraft auf junge Menschen aus, die in größerer Zahl nach Disibodenberg kamen, sodass das Kloster bald aus allen Nähten platzte. Unter großen Schwierigkeiten setzte sie schließlich 1150 die Neugründung eines Klosters auf dem Rupertsberg durch, das durch Schenkungen einiger Adelsfamilien eine wirtschaftliche Grundlage erhielt und dessen Äbtissin Hildegard wurde. Als weltlichen Schutzherrn konnte Hildegard nach längerem Suchen schließlich keinen Geringeren als Kaiser Friedrich Barbarossa gewinnen.

Die naturwissenschaftlichen Schriften

Zwischen 1151 und 1158 entstand Hildegards zweites Hauptwerk, das „Buch von den Geheimnissen der verschiedenen Naturen der Geschöpfe“. Der erste Teil des Werkes, die „Physica“, war eine umfassende Naturkunde mit der Beschreibung zahlreicher Tiere und Pflanzen sowie ersten Hinweisen auf die Heilkräfte bestimmter Gewächse. Ihr medizinisches Wissen breitete sie im zweiten Teil des Werkes nieder. Das Buch „Causae et Curae“, auch als „Buch der zusammengesetzten Heilmittel über Ursachen, Anzeichen und Heilungen der Krankheiten“ ist mit seinem ganzheitlichen Ansatz von Geist und Körper auch heute noch hochaktuell und birgt noch so manches Geheimnis. Vor allem die Heilkräuter stehen bei Bingen im Zentrum der Medizin. Aber Hildegard verwendete auch andere Pflanzen, um Krankheiten zu heilen. Beschrieben wurde von ihr unter anderem die Heilkraft von Obstbäumen – Apfel, Quitte, Birne, Kirsche, Aprikose und Pflaume, Birken und Kastanien sowie von exotischen Pflanzen wie Aloe Vera, Galgant und Ingwer. Aber auch Getreide – allen voran Dinkel, Hafer und Roggen – und Holunder fanden bei ihr Beachtung.

Die letzten Jahre

Aufgrund der ungebrochenen Anziehungskraft Hildegards wurde auch der Rupertsberg bald zu klein, und so gründete Hildegard 1165, im für damalige Verhältnisse fast schon „biblischen“ Alter von beinahe 70 Jahren, das Kloster Eibingen. Darüber hinaus vollbrachte sie eine noch weitaus größere Leistung, als sie zwischen 1160 und 1170 zu vier längeren Predigtreisen aufbrach, die sie durch den gesamten süddeutschen Raum und weit nach Frankreich hinein führten.

1173 verstarb Hildegards Beichtvater und Sekretär Volmar – nach fast 60 Jahren Zusammenarbeit ein herber Verlust. Und auch der Nachfolger Gottfried, ein Mönch aus dem Kloster Disibodenberg, blieb ihr nicht lange erhalten. Er starb bereits 1176. Neuer Nachfolger wurde Wibert von Gembloux, der die nun schon fast 80-Jährige in ihren letzten Monaten begleitete. Am 17. September 1179 schloss

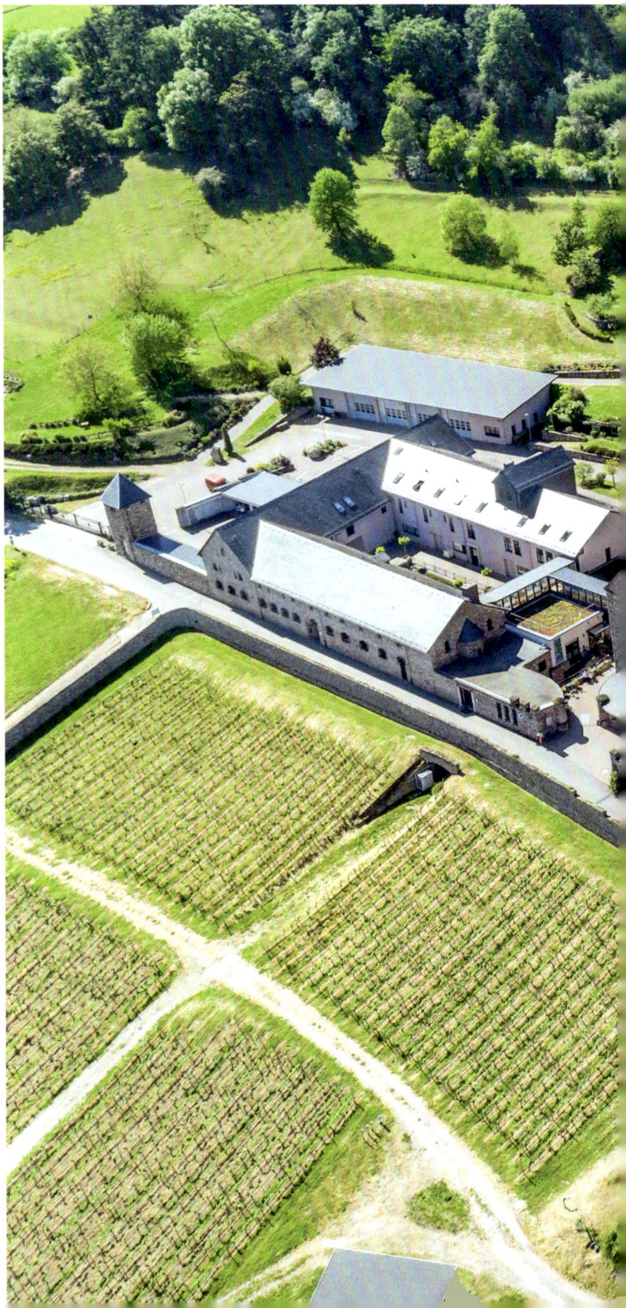

Hildegard im Alter von 81 Jahren im Kloster Rupertsberg für immer ihre Augen.
Doch ihr Werk ist nach wie vor lebendig – vor allem die Ernährungslehre, die zahlreiche moderne Ansätze vorwegnimmt und bereits viele Erkenntnisse verbreitete, die die Forscher erst 850 Jahre später wissenschaftlich beweisen konnten. Aber auch ihre naturwissenschaftlichen Ausführungen und ihre Musik sind zeitlos und gehören nach wie vor zu den „Juwelen" des Mittelalters.

Die Benediktinerinnen-Abtei St. Hildegard im Kloster Eibingen

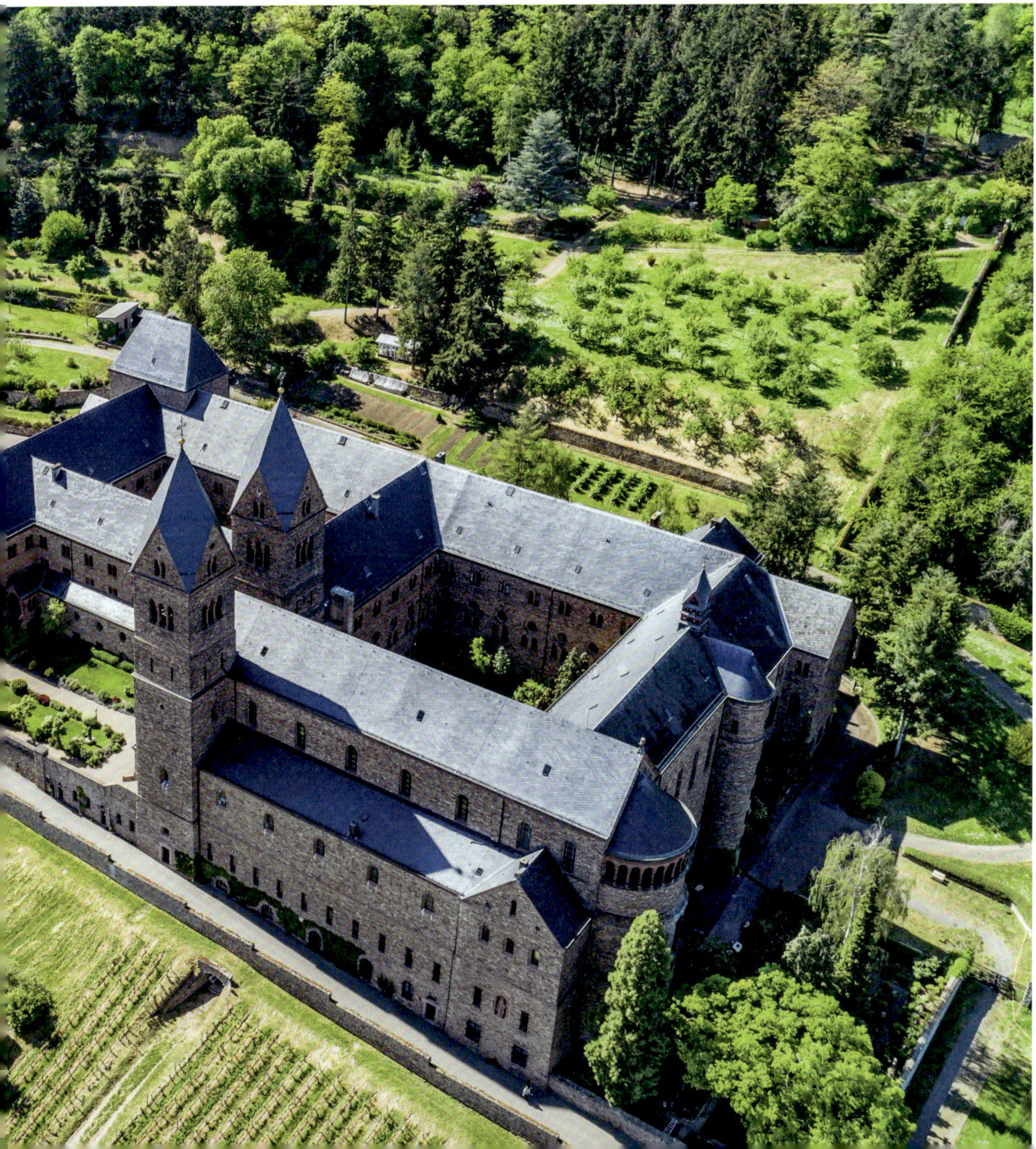

2.

GESUNDE ERNÄHRUNG FÜR EINEN GESUNDEN KÖRPER UND GEIST

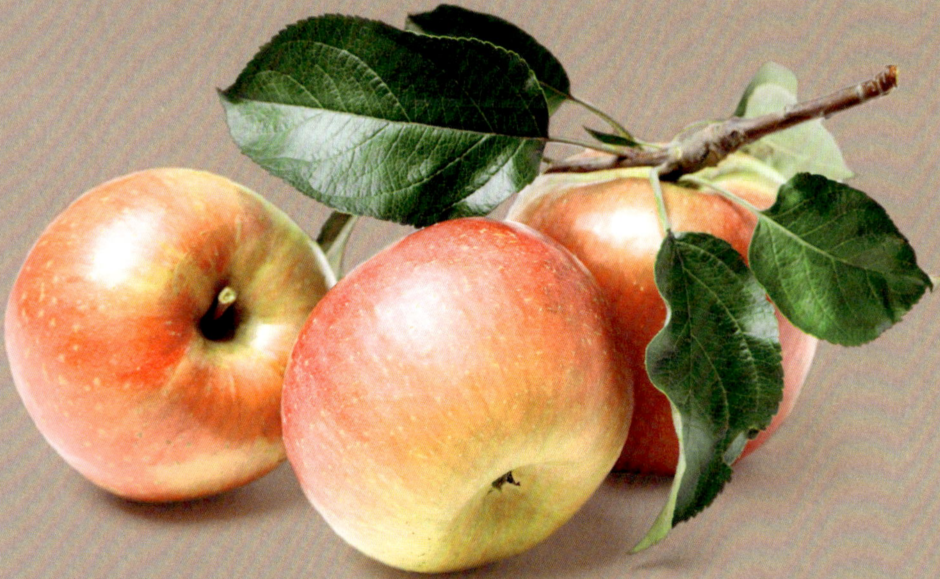

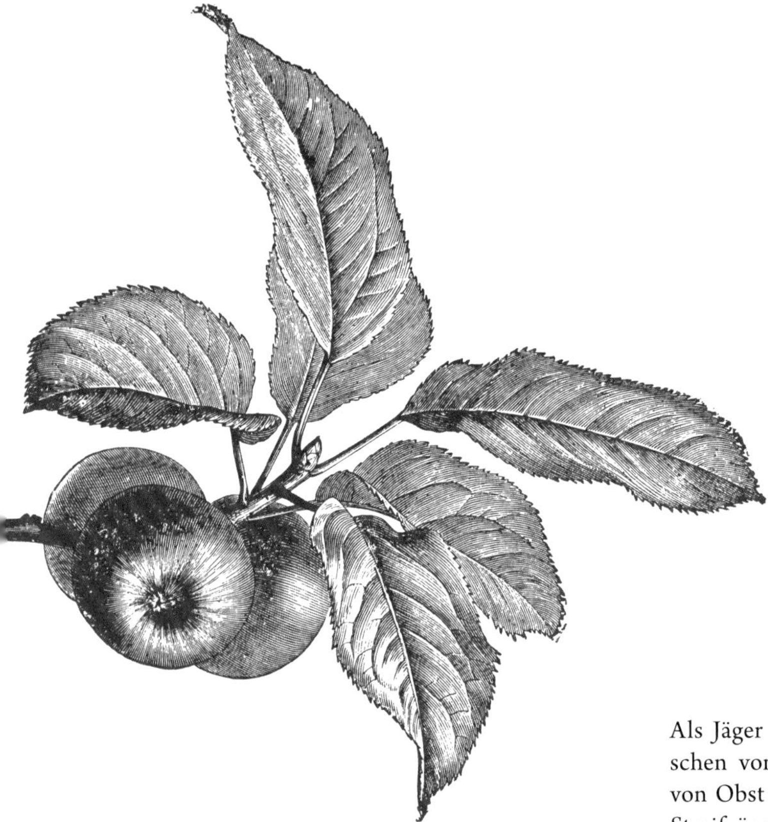

Die Entwicklung der Menschheit von den ersten primitiven Nomadengesellschaften über die blühenden Hochkulturen der Vorgeschichte und Antike bis zu den modernen Überflussgesellschaften ist untrennbar mit der Entwicklung ihrer Ernährungsgewohnheiten verbunden. So gilt beispielsweise der Übergang von den nomadisierenden Jägern und Sammlern, die jahrein, jahraus den großen Viehherden auf ihren der Futtersuche dienenden Wanderungen folgten, hin zu den ersten sesshaften Bauerngesellschaften als eine der überragenden Kulturleistungen schlechthin.

Die Jäger und Sammler

Mit diesem Schritt ging auch ein Wandel in den Ernährungsgewohnheiten einher. Oder andersherum gesagt: Höchstwahrscheinlich war sogar der Wunsch nach einer Verbesserung der Nahrungssituation mitentscheidend für das Sesshaftwerden.

Als Jäger und Sammler ernährten sich die Menschen von ihrer Jagdbeute, zudem von Fischen, von Obst und Früchten, die sie zufällig auf ihren Streifzügen fanden und ernteten. All dies konnten sie nach der Sesshaftwerdung immer noch tun, sie konnten im Umkreis ihrer neuen Siedlungen umherstreifen und alle essbaren Schätze der Natur nach Hause bringen, aber zudem war etwas Neues in ihr Leben getreten, was sie bisher so nicht gekannt hatten und was ihre Ernährungsgewohnheiten in Zukunft radikal verändern sollte: selbst angebautes Getreide und Gemüse.

Die „Erfindung" des Getreides

Auf der Basis des Getreideanbaus und -handels ruhten alle Hochkulturen der Antike, sowohl die Sumerer, Babylonier und Assyrer im Zweistromland zwischen Euphrat und Tigris, als auch die Phrygier, Lydier und Hethiter in Kleinasien, die Minoer auf Kreta, die verschiedenen Reiche des alten Ägypten und später auch die griechischen Polis-Gesellschaften und die aufstrebende Römische Republik. Die Viehzucht war damals noch nicht so wichtig wie heute, Hauptnahrungsmittel waren

Getreide, Obst und Gemüse. Zunächst wurde aus den Getreidekörnern aber noch kein Brot hergestellt, sondern vornehmlich Brei. Gebackenes Brot kam erst später hinzu. Es galt zunächst als Speise der Reichen. Der Anteil der pflanzlichen Kost war vor 2000–3000 Jahren wesentlich höher als heute, der Anteil an Lebensmitteln tierischer Herkunft dementsprechend wesentlich geringer.

Überfluss und Gesundheit

In den ersten Jahrhunderten unserer Zeitrechnung setzte im mittlerweile zum Kaiserreich gewordenen Römischen Reich ein mentaler, kultureller, wirtschaftlicher, politischer und militärischer Verfallsprozess ein, der heute oftmals unter dem Schlagwort „Dekadenz" zusammengefasst wird. Der Niedergang erstreckte sich auch auf die Ernährungsgewohnheiten und beeinflusste damit direkt die Volksgesundheit. An die Stelle gesunder, maßvoller Ernährung traten Überfluss, Schlemmerei und Völlerei. Inwieweit der auch bei römischen Autoren jener Zeit beschriebene Niedergang letztlich zum Untergang des Römischen Reiches beigetragen hat, sei dahingestellt, sicher scheint jedoch, dass die neuen Essgewohnheiten zusammen mit dem rapide zunehmenden Alkoholkonsum zum sprunghaften Anstieg ernährungsbedingter Erkrankungen geführt haben.

Die Folgen falscher Ernährung

Auch heute noch sind die Folgen falscher Ernährung fatal. Die Menschen leben im Überfluss, essen viel mehr als unsere Ahnen vor einigen Jahrtausenden, aber viele verbrauchen auf Grund der fehlenden körperlichen Betätigung viel weniger Energie als die Menschen in früheren Zeiten. Die Folgen sind Übergewicht, Stoffwechsel- oder Herz-Kreislauf-Erkrankungen und vieles mehr. In den USA werden von einigen Medizinern bereits rund zwei Drittel aller Todesfälle auf eine falsche Ernährungsweise zurückgeführt. Vor allem die sogenannte wertlose Zivilisationskost mit zu viel tierischem Eiweiß, Fett und Salz sowie raffiniertem Mehl und Industriezucker sitzt auf der Anklage-

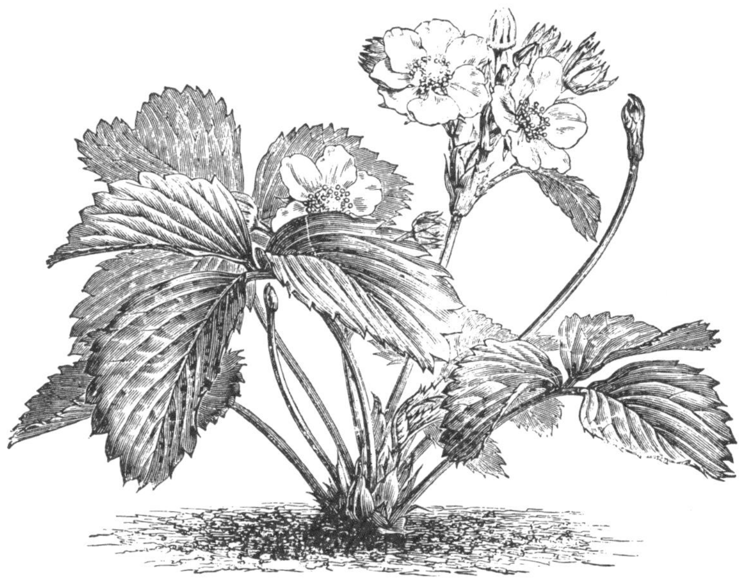

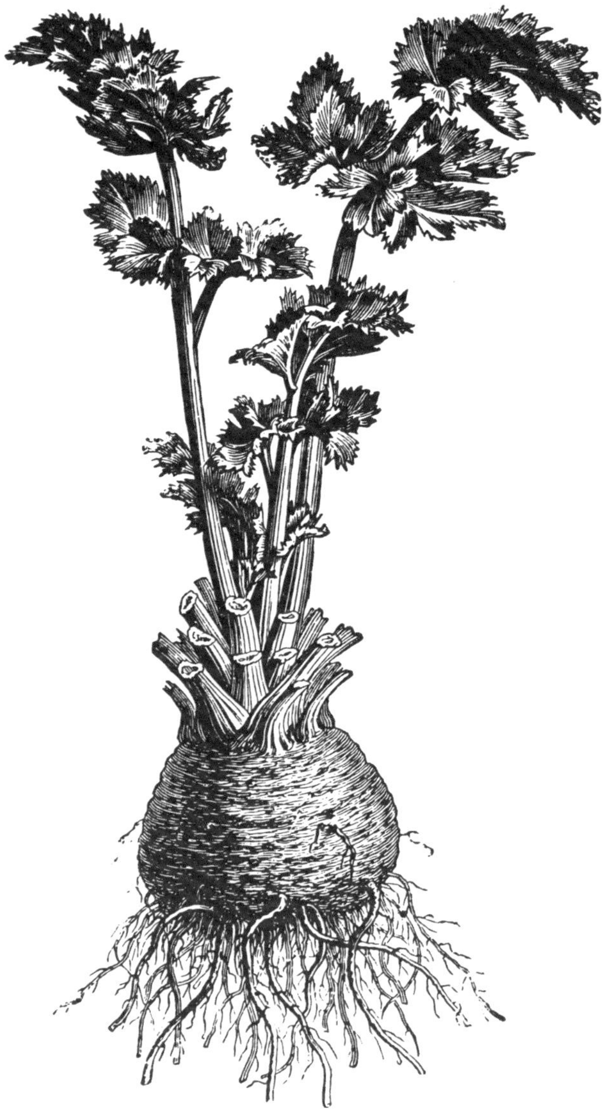

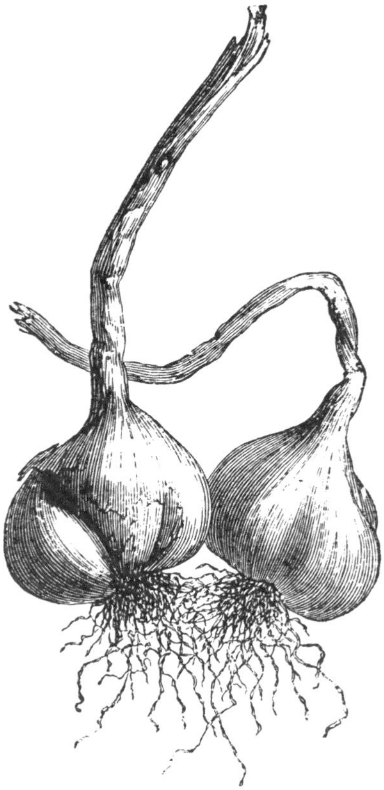

bank zahlreicher Ernährungswissenschaftler, die diese Nahrungsmittel durch eine einfache vollwertige Kost aus Getreide, Obst und Gemüse ersetzt sehen wollen. In dieser Hinsicht ist die bereits vor 800 Jahren entstandene Ernährungslehre der Hildegard von Bingen vielleicht aktueller denn je. Sie geht zurück auf die natürlichen Nahrungsmittel ihrer Zeit, die vielfach in Vergessenheit geraten oder von „moderneren", mehr Profit versprechenden Nahrungsmitteln an den Rand gedrängt oder gar völlig verdrängt worden sind. Und auch bei den Nahrungsmitteln, die, wie manche Obstarten, bereits im Hochmittelalter vielleicht ebenso populär waren wie heute noch, sind die ursprünglichen Sorten heute durchweg durch normierte, industriell angebaute und verarbeitete Sorten ersetzt worden.

Hildegards Ernährungstherapie

Die Ernährungstherapie der Hildegard von Bingen basiert im Wesentlichen auf dem Dinkel, einer besonderen Getreideart, die sowohl zum Backen als auch zum Kochen verwendet werden kann. Sie ist dennoch ganzheitlich – keine Gruppe von Nahrungsmitteln wird grundsätzlich verdammt. Neben den guten Eigenschaften des Dinkels werden die gesundheitsförderlichen Einflüsse der Ernährung mit Obst und Gemüse ebenso miteinbezogen wie der maßvolle Umgang mit Fisch, Fleisch und Leber. Dazu kommt die überragende Bedeutung der Heilkräuter. Das Ergebnis ist verblüffend: Mit einem Ernährungskonzept nach Hildegard von Bingen können die meisten ernährungsbedingten Krankheiten verhütet werden. Dabei bietet die Hildegardis-Küche durchaus keine „bittere Medizin“. Im Gegenteil: Die Gerichte der Hildegardis-Küche werden durchgehend als außerordentlich wohlschmeckend empfunden und von den Betroffenen und ihren Familien meist über die Heilung hinaus lebenslang beibehalten.

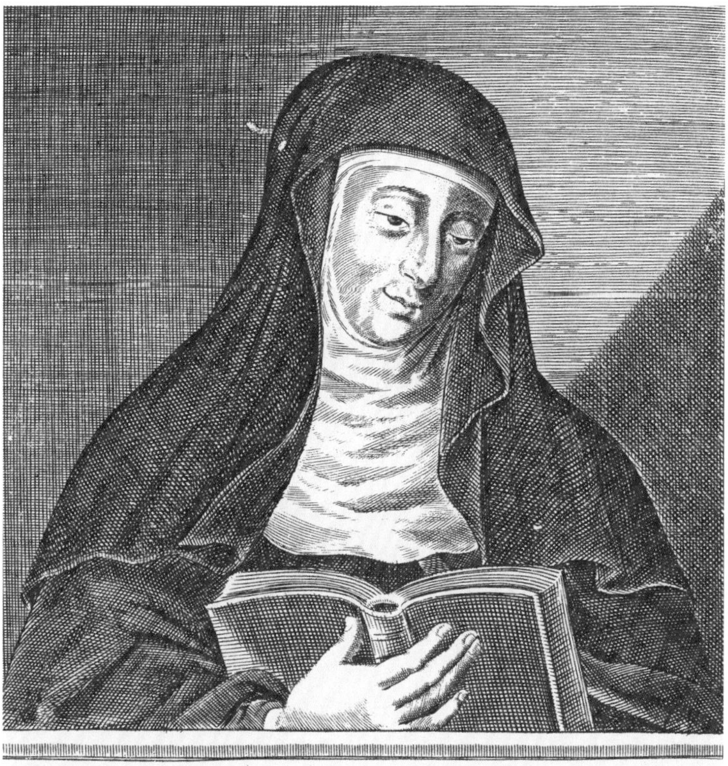

HILDEGARDIS a Virgin Propheteſs, Abbeſs of
St Rvperts Nunnerye. She died at Bingen Ao Do:
1180. Aged 82 yeares.

3.

WARUM IST HILDEGARD VON BINGEN BIS HEUTE SO AKTUELL?

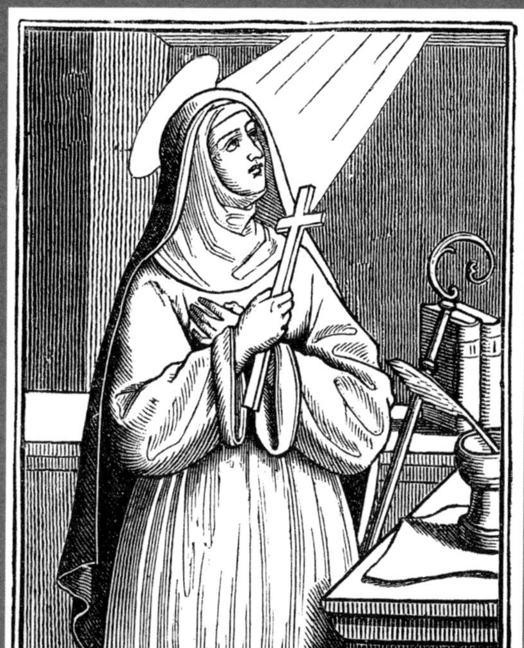

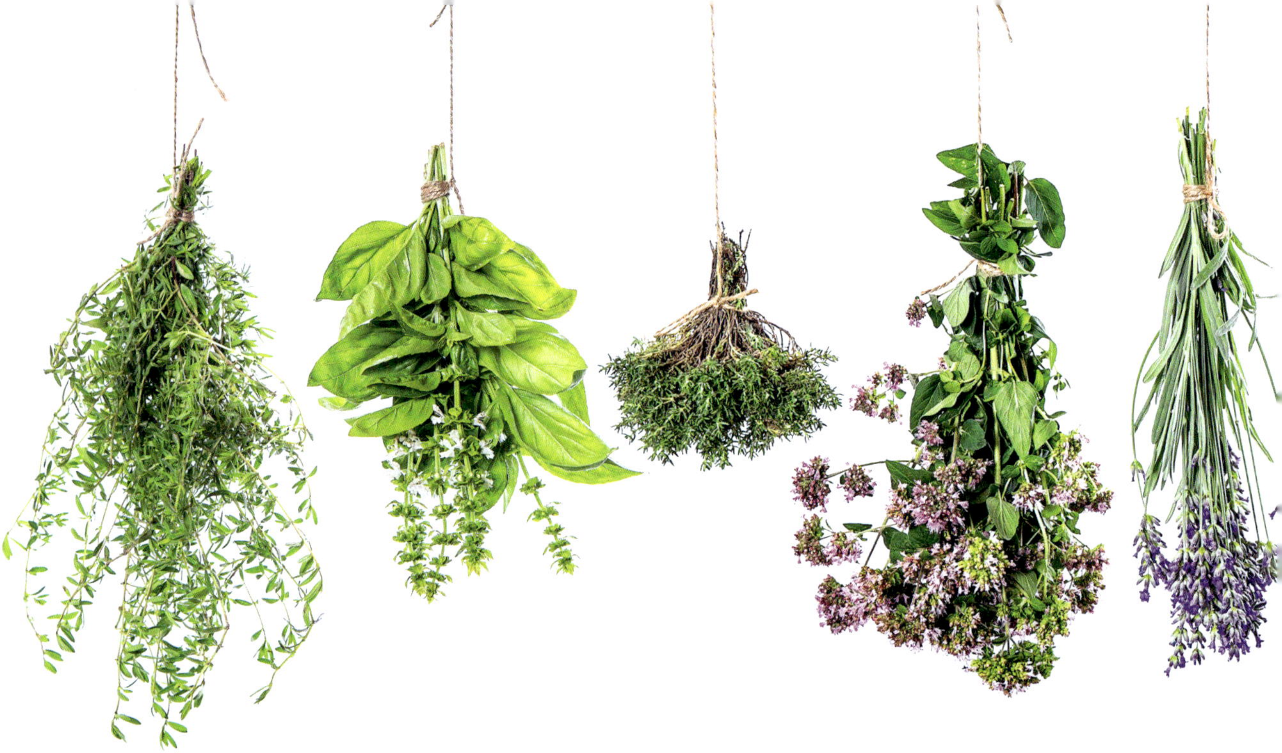

Kritische Menschen mögen sich fragen: Warum ist Hildegard von Bingens Gesundheits- und Ernährungsprogramm auch nach über 800 Jahren so zeitlos aktuell? Die Antwort ist ganz leicht: Weil es als ganzheitliches Konzept nicht nur eine vermeintlich gesunde Ernährung als Selbstzweck propagiert, sondern eine Strategie verfolgt, die den gesunden Lebensstil als Voraussetzung der geistigen Gesundheit begreift – frei nach dem antiken Motto „Mens sana in corpore sano", zu Deutsch: „Ein gesunder Geist wohnt in einem gesunden Körper." Die Qualität dieses Konzepts wurde bereits zu Lebzeiten Hildegards erkannt – nicht umsonst war sie eine gesuchte Beraterin von Kaisern, Königen, Päpsten und anderen geistlichen wie weltlichen Größen. Dank der Wiederentdeckung ihrer Schriften sind Hildegards Erkenntnisse heute für alle Bevölkerungsschichten zugänglich und aufgrund des Zustands unserer Volksgesundheit vielleicht aktueller als je zuvor. Denn nirgendwo kann man so ausgeklügelte und detaillierte Hinweise auf die heilende Kraft bestimmter Nahrungsmittel finden wie bei Hildegard von Bingen. Aus diesem Grunde ist die Heilkunde auf besagter Basis originär und in unserem Kulturkreis unvergleichlich. In ihrer Bedeutung steht sie gleichberechtigt neben den größten medizinischen Theorien der fernöstlichen Kulturen. Sie ist gleichzeitig umfassend, sodass man bei Berücksichtigung der Vorschriften Hildegards völlig ohne weitere Diäten und Kalorientabellen auskommt.

Ihre Kraft bezieht sie aus ihrem eindeutigen Bekenntnis zur Natur und deren Schätzen, die alles bereithalten, was wir modernen Menschen zu einem gesunden Leben benötigen.

Gegen die Zivilisationskrankheiten

Es erstaunt heute niemanden mehr, wenn Ernährungswissenschaftler Forschungsergebnisse veröffentlichen, nach denen eine ausgewogene Ernährung zahlreiche Zivilisationskrankheiten vermeiden

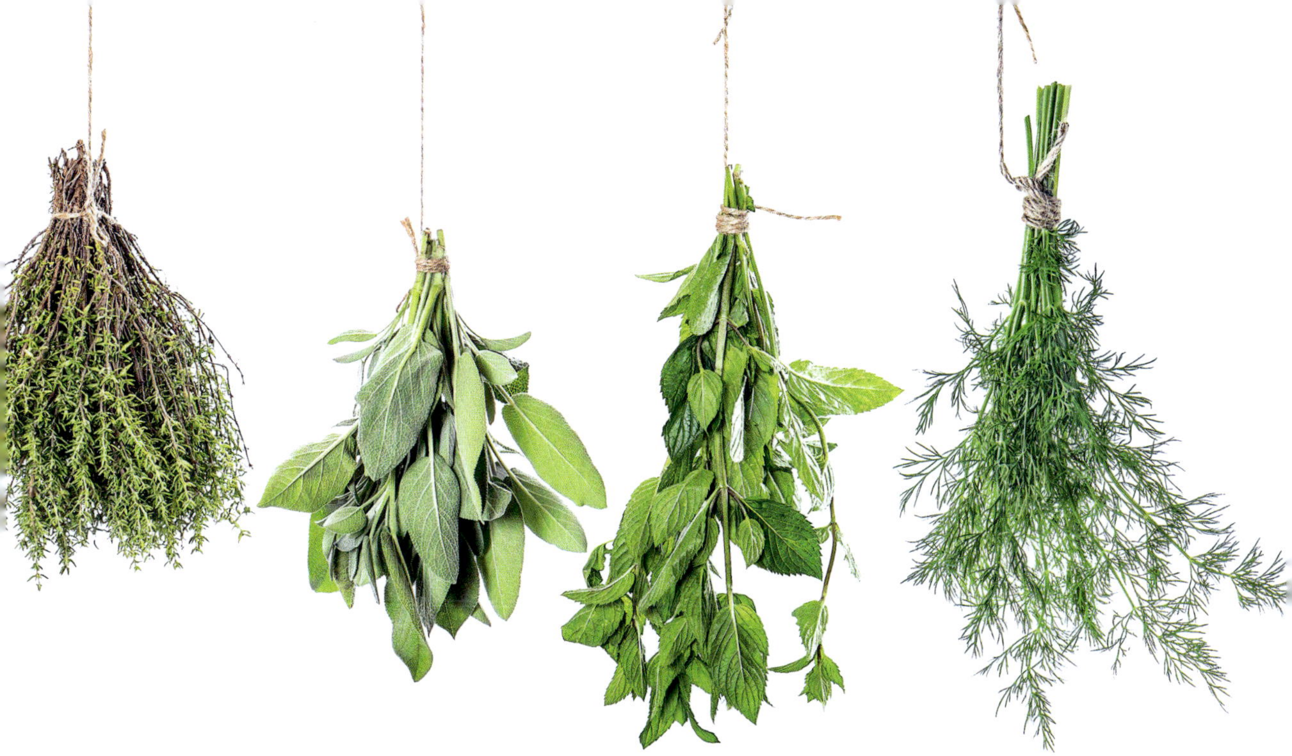

kann, bis hin zu manchen Krebsformen. Umso erstaunlicher allerdings ist die Tatsachen, dass Hildegard von Bingen diese Zusammenhänge bereits vor 850 Jahren erkannt und beschrieben sowie bereits damals eine Ernährungstherapie mitgeliefert hat, die auf der Grundlage von Dinkel, Obst, Gemüse und Heilkräutern in der Lage ist, viele Krankheiten zu verhindern. Wichtig ist, die richtigen Nahrungsmittel auszuwählen, denn nicht mit allen lässt sich eine gleichermaßen gesunde Ernährung garantieren. Hildegard von Bingen unterscheidet sehr streng zwischen „gesunden" Nahrungsmitteln, solchen, die die Gesundheit weder positiv noch negativ beeinflussen, und „ungesunden" Nahrungsmitteln, die, auf Dauer oder im Überfluss genossen, krank machen können. Konkret bedeutet die Hildegard-Küche eine abwechslungsreiche, vollwertige Kost, bei der Dinkel, Obst und Gemüse im Mittelpunkt stehen und Fleisch- und Milchprodukte als willkommene, aber sparsam zu verwendende Ergänzung gesehen werden. Dabei ist klar, dass Hildegard im 12. Jahrhundert keine analytischen Daten von Nährstoffen, Vitaminen, Spurenelementen oder gar Brennwerten zur Verfügung standen. Sie hat die Nahrungsmittel hinsichtlich ihres Heilwertes eingeteilt, den diese für den menschlichen Organismus besitzen. Umso bemerkenswerter ist es, dass die Forschungsergebnisse der modernen Nahrungsmittelchemie die Aussagen Hildegards im Wesentlichen bestätigen und auf diese Weise naturwissenschaftlich untermauern.

Natürlich hat Hildegard von Bingen im Hochmittelalter kein Medizinbuch für das 21. Jahrhundert geschrieben. Ihre Forschungen und Abhandlungen waren zunächst auf ihre Zeit bezogen und drehten sich allgemein um die Heilkraft einer natürlichen Ernährung und ihrer medizinischen Auswirkungen. Zusammengefasst sind Hildegards Ergebnisse in den neun Büchern ihres Werkes „Physica" und in dem medizinischen Lehrbuch „Causae et Curae" über Ursachen und Therapiemöglichkeiten von Krankheiten. Jahrhundertelang waren diese Werke in Vergessenheit geraten und wurden nicht beachtet, bis man sie in der zweiten Hälfte des 20. Jahrhunderts wiederentdeckte. Dr. Gottfried Hertzka aus Konstanz war der Erste, der die Ernährungstherapie Hildegards von Bingen auf die heutige Zeit übertrug und ihre Vorschriften systematisch anwandte. Seitdem hat die Ernährungslehre nach Hildegard von Bingen Tausenden von Menschen geholfen, die jahrelang unter den Folgen falscher Ernährung litten.

Grundprinzipien für ein gesundes Leben

Hildegard von Bingen hat aus ihrem religiösen Verständnis heraus sechs Grundprinzipien formuliert, deren Berücksichtigung für eine gesunde Lebensführung insgesamt von großer Bedeutung ist. Sie verweisen auf den metaphysischen Bereich und gehen über das Gebiet Ernährung weit hinaus. Jeder Mensch ist aufgerufen, in seelischer und körperlicher Selbstbestimmung diese grundlegenden Lebensregeln zu befolgen. Dies ist die Voraussetzung für die Erhaltung einer guten Gesundheit oder ihre Wiederherstellung bei Beeinträchtigungen. Als erstes mahnt Hildegard, höchste Sorgfalt auf die richtige Auswahl der Nahrungsmittel für den täglichen Bedarf zu verwenden. Zweitens fordert sie jeden Einzelnen zu einem Leben in Harmonie mit der Natur und dem Universum auf. Alsdann erwartet sie von den Menschen, ein rechtes Maß zu finden im Verhältnis von Bewegung und Ruhe, Gebet und Meditation. Das rechte Maß steht auch im Mittelpunkt der nächsten Regel: Schlafen und wachen sollte man weder zu viel noch zu wenig, damit man seine strapazierten Nerven in ein ausgeglichenes Verhältnis bringt. Schlemmen sollte man zudem nicht im Übermaß, sondern darauf achten, dass Gift- und Schlackenstoffe aus dem Körper wieder ausgeschwemmt werden. Schließlich ermuntert Hildegard jeden einzelnen zu etwas, das man heute als „positive thinking“ bezeichnet: Positiv denken und Sorgen, Ängste und Nöte in positive Energien umwandeln. So kann man seine geistige Gesundheit ebenso steigern wie seine körperlichen Abwehrkräfte. Auch mit diesen Forderungen ist Hildegard in unserer heutigen Zeit hochaktuell, denn in unserer Überflussgesellschaft, in der Essen immer mehr zum Statussymbol und zur Demonstration wirtschaftlichen Wohlstandes verkommt, ist die eigentlich lebenserhaltende Nahrungsaufnahme zum Krankmacher Nummer eins geworden. Und so stehen heute Allergien, Arteriosklerose, Autoimmundefekte, Diabetes, Herzinfarkt, Krebs, Leberzirrhose und Schlaganfall bei den schweren Erkrankungen an allererster Stelle.

Hildegards Grundregeln auf einen Blick

- Größte Sorgfalt bei der Auswahl der Nahrungsmittel für den täglichen Bedarf!
- In Harmonie mit dem Universum und der Natur leben!
- Ausgeglichenes Verhältnis von Ruhe, Meditation, Gebet und Bewegung!
- Nicht zu viel, aber auch nicht zu wenig schlafen!

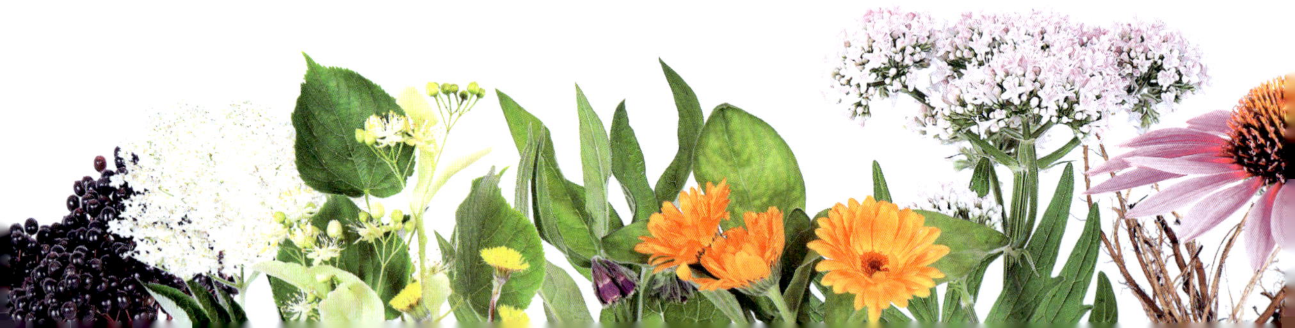

- Nicht überessen! Giftstoffe regelmäßig entschlacken!
- Positives Denken: Sorgen und Ängste in positive Energien umwandeln!

Mit positiven Lebenskräften gegen Stress

Eine gesunde Ernährung allein kann allerdings die Gesundheit des Menschen auch nicht garantieren, wenn alle anderen wichtigen Faktoren im Argen liegen. Dies gilt insbesondere für den Umgang mit den lebenswichtigen Erholungsphasen des Organismus, namentlich für den Schlaf. In unserer modernen Leistungs- und Freizeitgesellschaft ist der Mensch permanentem Stress ausgesetzt. Um Leistung, Arbeit und Freizeit in ein vernünftiges Verhältnis zueinander zu bringen, müssen ausgleichende Kräfte genutzt werden. Nach Hildegard von Bingen gibt es 35 „Lebenskräfte", die durch aktives Handeln in Einklang gebracht werden müssen, um ein glückliches, erfülltes und selbstbestimmtes Leben führen zu können. Dazu gehören Liebe und innere Kräfte ebenso wie die Kunst, glücklich zu sein. Hildegard verlangt, dem leistungsorientierten Dasein ein geistig-kreatives Dasein entgegenzusetzen, das aus einer gewissen inneren Einkehr besteht, die bei der Meditation ebenso erreicht werden kann wie beim Wandern oder anderen Tätigkeiten. Voraussetzung all dessen ist jedoch das regelmäßige Wiederaufladen der „Akkus" in einem erholsamen Schlaf. Nur er bietet die Möglichkeit, Körper und Geist so zu regenerieren, dass beide den Anforderungen des Alltags immer wieder aufs Neue gewachsen sind. So sind der Schlaf und insbesondere auch die Träume für die Leistungsfähigkeit von größter Wichtigkeit. Jeder, der sich schon einmal nach einer Nacht voll bleiernen Schlafes und quälender Träume morgens aus den Federn gequält hat, kann dies nur bestätigen. Zur Förderung eines erholsamen Schlafes mit angenehmen Träumen empfiehlt Hildegard einen Orangenblütentee und/oder 1–2 EL Mohnkörner in Apfelkompott, ein Lavendel-Vollbad und schließlich vor dem Einschlafen ein gutes Buch. Zur Unterstützung sollte man sich ein Betonika-Schlafkissen zulegen und abends einen Jaspis herznah auf die Haut legen. Zur grundsätzlichen Unterstützung eines guten Schlafes sollte man jeden Tag mindestens eine Stunde an der frischen Luft und in einer schönen Umgebung spazieren. Auch andere Bewegungsarten und Beschäftigungen wie Laufen, Radfahren, Schwimmen, Tanzen und vieles mehr sind ideal geeignet. Sie dienen zudem dem Verbrauch von Kalorien, und damit der Vorbeugung von Übergewicht und letztlich Krankheit. Zudem stärken alle diese Tätigkeiten das Immunsystem, fördern den Stressabbau und die Einkehr innerer Ruhe, regen den Stoffwechsel an und erhöhen die Leistungsfähigkeit.

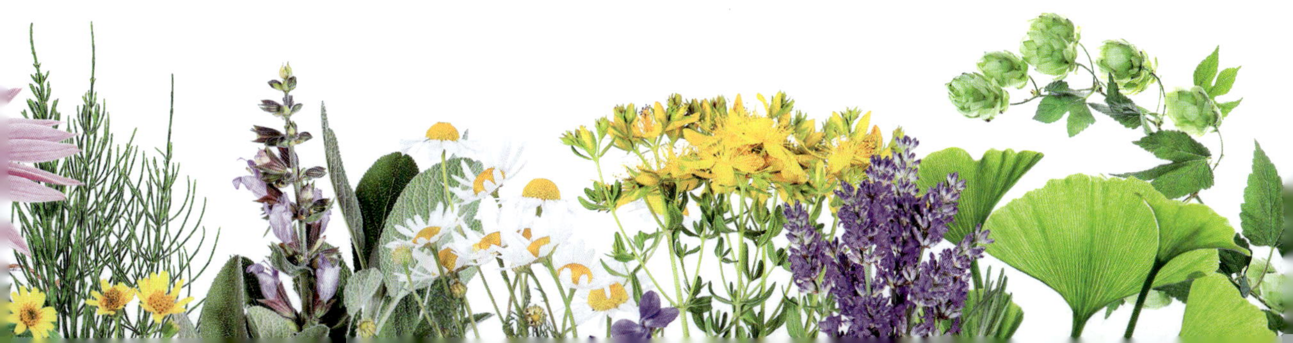

4.

HILDEGARD UND DER MENSCHLICHE KÖRPER

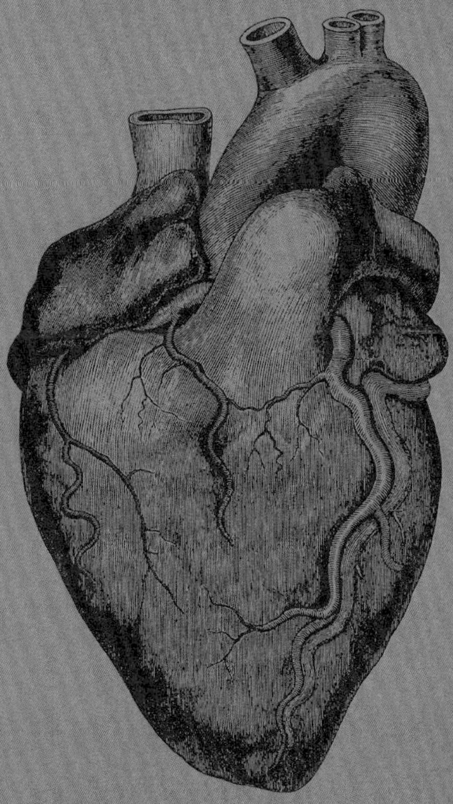

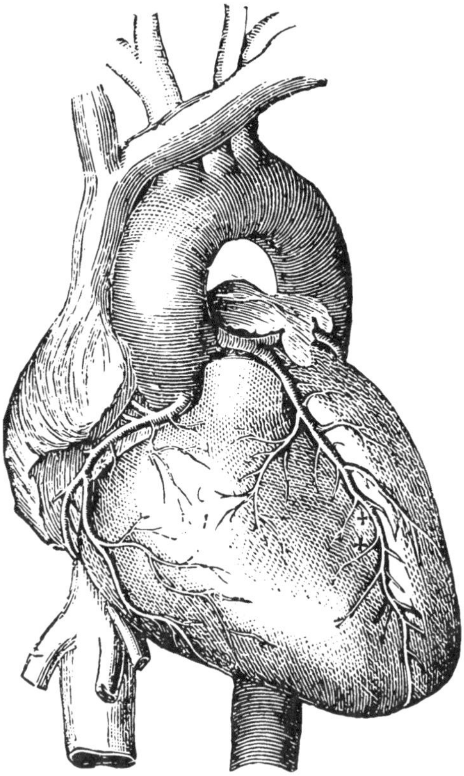

Für Hildegard von Bingen hing die Gesundheit des Menschen vor allem von seiner Ernährung ab. Das Wissen um die biologische Wertigkeit der zahlreichen zur Verfügung stehenden Nahrungsmittel, um die ihnen von Hildegard zugewiesenen Heilkräfte sowie um die praktische Verwendung in der Hildegard-Küche hilft dem heutigen Menschen wesentlich dabei, eine vernünftige Lebensweise zu wählen und sich gesund, nachhaltig und im Einklang mit der Natur zu ernähren. Das folgende Kapitel beschäftigt sich damit, welche Teile des menschlichen Körpers in unserer heutigen hektischen und gestressten Welt besonders gefährdet sind, wie sich die schädlichen Umwelteinflüsse in den verschiedenen Lebensphasen auswirken und was man durch seinen Lebensstil beeinflussen kann.

Das Herz und der Kreislauf

Erkrankungen rund um das Herz und das Kreislaufsystem gehören in unserer Überflussgesellschaft zu den „Killern Nr. 1“. Vor allem Übergewicht, Bluthochdruck, Arteriosklerose, Angina pectoris und zu hohe Blutfettwerte sind die Diagnosen, die viele Menschen im Laufe ihres Lebens mindestens einmal gestellt bekommen. Hinzu kommen ständige emotionale, seelische und physische Überbelastung sowie die Reizüberflutung einer dem Anschein nach sich immer schneller drehenden Welt mit ihren Verlockungen durch Genussmittel wie Nikotin, Alkohol und Drogen. In der Hildegard-Medizin werden für Herz-Kreislauf-Erkrankungen mehrere grundsätzliche Ursachen genannt.

Ein großer Teil der Herz-Kreislauf-Patienten stammt aus „Herzfamilien“, in denen eine Disposition für diese Art von Erkrankungen zu verzeichnen ist. Ein weiterer großer Teil der Herz-Kreislauf-Erkrankungen ist die Folge einer falschen Ernährungs- und Lebensweise: zu viel und zu fett, die falschen Dinge, zu viel rauchen, zu viel Alkohol. Der dritte Risikofaktor, der nicht zu unterschätzen ist, liegt im psychischen Bereich. Dauernder Stress, nicht lösbares Unglücklichsein und andere seelische Belastungen schlagen bei vielen Personen fast ungehindert auf das oft schon erheblich geschwächte Herz durch.

Verdauung Teil 1: Der Magen

Die Verdauung der Speisen ist für Hildegard ein zentraler Ansatzpunkt, und der Magen als die Stätte, in der die aufgenommene Nahrung im menschlichen Körper zuerst „landet“, wird von Hildegard besonders wichtig genommen. Übermäßiges und falsches Essen sind für sie die wichtigsten Ursachen für Magenleiden. Vor allem die heute weithin so beliebte Rohkost steht bei Hildegard stark in der Kritik, da ihre Verdauung dem Körper zu viel Kraft entzieht, sodass sie bei zu langsamer Verdauung in

Fäulnis übergehen kann: „Die Menschen nehmen zuweilen im Übermaß Speisen zu sich, die im Magen nicht verarbeitet werden können, weil sie roh oder ungekocht oder nur halb gekocht genossen wurden. Diese Nahrung verhärtet sich im Magen, und der Mensch wird krank.“ Zur Erleichterung der Magenverdauung empfiehlt Hildegard eine reichliche Flüssigkeitszufuhr während des Essens. Darüber hinaus kommt hier erstmals ihre Vorliebe für Dinkel zum Tragen, der sich ohne zu große Verdauungsarbeit leicht auflöst und all seine lebensnotwendigen Nährstoffe und Vitamine an den Organismus abgibt.

Verdauung Teil 2: Der Darm

Der Darm, noch vor dem Magen das wichtigste Verdauungsorgan, steht bei Hildegard im Mittelpunkt. Man kann sogar sagen, dass Hildegard nahezu alle Krankheiten letztlich vom Darm herleitet. Dabei steht vor allem der Zustand der Darmflora im Scheinwerferlicht, denn ohne eine gesunde Darmflora ist auch keine gesunde Verdauung möglich. Ähnlich wie bei den Herz-Kreislauf-Erkrankungen liegen die Ursachen für die Schädigungen der Darmflora zum großen Teil in einer falschen Ernährung, zum anderen in einer zu stressigen Lebensweise begründet.
Leider zerstören auch einige der heute verordneten Arzneimittel die Darmflora und lösen so erst vielfältige Krankheiten aus, die sie eigentlich heilen sollten. Dazu kommen noch zahlreiche in Nahrungsmitteln enthaltene Schadstoffe, wie Schwermetalle und Rückstände von Pflanzenschutzgiften, und Nahrungsmittelzusatzstoffe, wie Süßstoffe oder Konservierungsstoffe, die einer angeschlagenen Darmflora leicht den Rest geben können. Die Folge sind oft hartnäckige Durchfallerkrankungen mit krampfartigen Blähungen, gelegentlich aber auch Darmträgheit oder Verstopfung. Aus diesen Gründen steht bei Hildegard vor jeglicher Behandlung einer wie auch immer gearteten anderen Erkrankung fast jedes Mal zunächst eine gründliche Sanierung der Darmflora mithilfe der Dinkelkost. Vor allem länger bestehende, hartnäckige und chronische Durchfallerkrankungen verlangen Geduld, sie lassen sich nicht von einem Tag auf den anderen heilen. Bei ihnen kann es durchaus bis zu einem halben Jahr dauern, bis sich die Verdauung wieder normalisiert hat. In der Hildegard-Medizin wird die Heilungschance bei Durchfall durch die Anwendung der faserstoff- und mehlreichen, entzündungshemmenden Dinkeldiät auf 90 Prozent veranschlagt. Zunächst muss das Verdauungssystem auf die Dinkelkost umgestellt werden und sich langsam an sie gewöhnen. Voraussetzung für einen Erfolg ist die Verwendung von reinem, nicht mit Weizen gekreuztem und nicht mit Rückständen der Agrarchemie verunreinigtem Dinkel.

Das „Chemiewerk“: Die Leber

Die Leber ist das „Chemiewerk“ des Körpers und erfüllt zahlreiche wichtige Aufgaben gleichzeitig, ohne dass wir etwas davon merken – solange sie gesund ist. Erkrankungen der Leber haben wie die des Herz-Kreislauf- und des Verdauungssystems oft ihre Ursache in einer falschen Lebensweise. Man isst und trinkt zu viel, man isst und trinkt das Falsche, man ist total gestresst und kann seine Emotionen nicht verarbeiten, vor allem die negativen. Hilde-

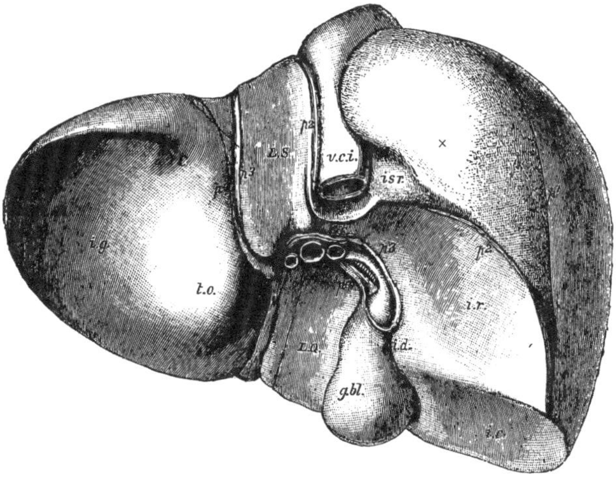

gard selbst sieht das so: „Nimmt man ohne Maß und Verzicht alle Speisen zu sich, dann kann dadurch die Leber geschädigt und vergrößert werden. Dadurch wird ihr Saft, den sie in alle Organe sendet, zerstört." In der Tat kann die Leber durch eine Überbelastung mit in der Nahrung oder in chemischen Medikamenten vorhandenen Giften, mit den durch eine falsche Ernährung entstehenden Schlackenstoffen, durch giftige Stoffwechselprodukte sowie durch die Einnahme von Alkohol und Drogen anschwellen und gleichsam verstopfen. Abhilfe schaffen kann eigentlich nur die Umkehr zu einer bewussten Lebens- und Ernährungsweise sowie der völlige Verzicht auf die bekannten Lebergifte.

Charakterbildend: Die Galle

Die Belastungen und Erkrankungen der Leber sind meist untrennbar verbunden mit ähnlichen Vorgängen in der Galle. Auch hier werden von Hildegard wieder der verantwortungslose Umgang mit Nahrungs- und Genussmitteln und ein unausgeglichenes Seelenleben als Hauptkrankheitsursachen erkannt. Die Auswirkungen bestehen in einem krank machenden Überschuss an eigentlich nicht benötigter Gallensäure, die in den Darm ausgeschüttet wird und diesen ebenfalls krank macht. Dieser Überschuss wird von Hildegard als „Schwarzgalle" bezeichnet. Das richtige Maß an Gallensäure ist für Hildegard auch der entscheidende Schlüssel zu den Charaktereigenschaften eines Menschen: „Der Mensch, bei dem die Schwarzgalle große Kräfte hat, wird leicht zum Zorn gereizt. Ein solcher Mensch wird plötzlich und heftig zum Zorn erregt." Doch kannte Hildegard bereits den Ausweg aus dieser Situation: „Die Schwarzgalle nimmt aber von guten und wohl schmeckenden Speisen ab, dagegen von schlechten, bitteren, unsauberen und schlecht zubereiteten Speisen zu." Auch hier ist es wieder der Dinkel, der die gereizte Galle beruhigt und wieder gesund macht. Heute weiß man, dass enge Zusammenhänge zwischen Gallensäure und Cholesterinspiegel bestehen.

„Kläranlage" des Körpers: Die Nieren

Wenn die Leber das „Chemiewerk" des Körpers ist, dann kann man die Nieren getrost als seine „Kläranlage" bezeichnen. Hier wird tagein, tagaus und rund um die Uhr das Blut gefiltert, Harn wird ausgeschieden, Stoffwechselendprodukte werden entfernt und der Flüssigkeitshaushalt des Körpers wird reguliert. Funktionieren die Nieren nicht richtig, können zu hoher Blutdruck und Ödeme entstehen. Zudem wächst die Gefahr der Bildung von teils schmerzhaften Nierensteinen, vor allem wenn sich bestimmte Substanzen konzentrieren – fast zwei Drittel aller Nierensteine entstehen als Folge eines zu hohen Anteils von Oxalsäure in der Nahrung. Auch der allgegenwärtige Stress spielt hier wahrscheinlich wieder eine Rolle. Die restlichen Nierensteine entstehen in der Regel durch eine Übersättigung mit Harnsäure, Folge einer zu fleischhaltigen und alkoholreichen Ernährungsweise. Neben der Stressreduzierung kann Nierensteinen vor allem durch den Verzicht auf Milch und Milchprodukte, Fleisch, Mangold und Spinat, Kakao und Schokolade sowie Kaffee und schwarzen Tee begegnet werden. Vor allem auf die Einhaltung einer Trinkmenge von mindestens 2 Litern pro Tag ist unbedingt zu achten.

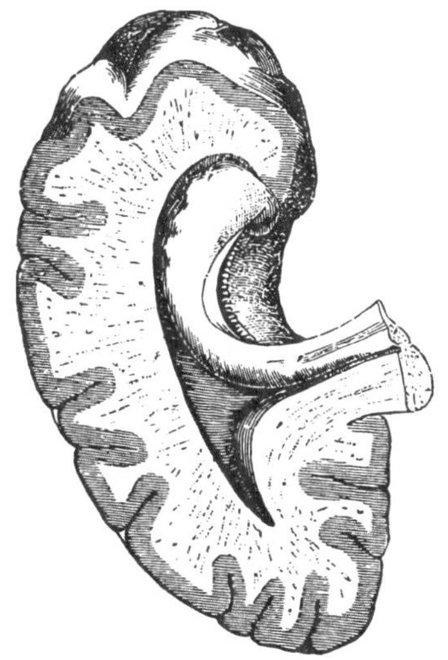

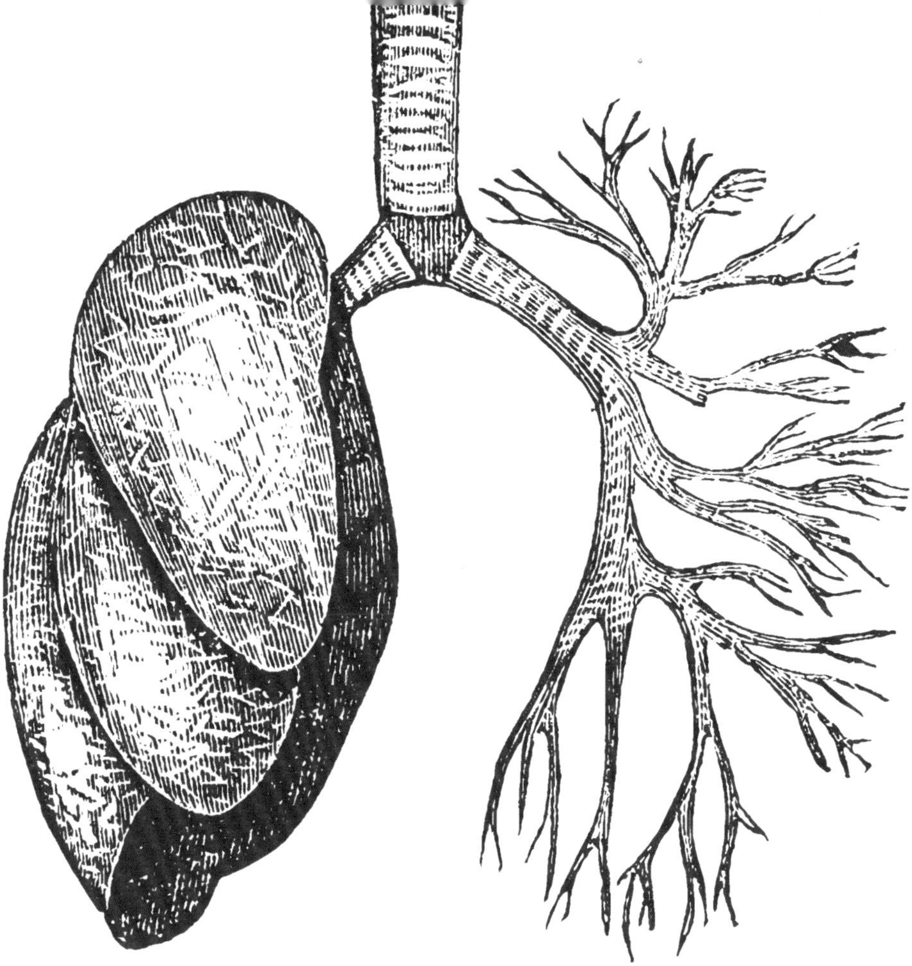

„Tür zur Umwelt": Die Lunge

Insgesamt gesehen waren Lungenerkrankungen zu Hildegards Zeiten sicher ein größeres Problem als heute, doch auch heute noch sterben jedes Jahr zahlreiche Menschen an Lungenkrankheiten, etwa an Lungenentzündungen, Tuberkulose oder Lungenkrebs. In der Hildegard-Medizin geht man bei den Lungenerkrankungen von drei Hauptursachen aus. Ähnlich wie bei den Herzerkrankungen gibt es bei zahlreichen Lungenerkrankungen wohl auch eine genetische Disposition. Wie bei fast allen Erkrankungen spielt darüber hinaus auch bei den Erkrankungen der Lunge und der oberen Atemwege die seelisch-moralische Verfassung eine Rolle. Schließlich wird die Lunge als „Tür zur Umwelt", durch die in jeder Sekunde unseres Lebens – egal ob wir wachen oder schlafen – durch das Atmen ein direkter „innerlicher" Kontakt zur Umwelt besteht, besonders von den mit der Atemluft aufgenommenen Schadstoffen belastet. In unserer heutigen Zeit können diese aus unfreiwillig aufgenommenen Krankheitserregern und gesundheitsschädlichen Giften aus Verkehr, Industrie und Landwirtschaft bestehen. Besonders schlimm ist auch der absichtlich aufgenommene Giftcocktail im Zigarettenrauch.

Saft des Lebens: Das Blut

Eine häufige Erkrankung des Blutes ist die Blutarmut, die sich in Blässe und allgemeiner Schwäche der Betroffenen äußert. Die Ursache liegt in einem Mangel an Eisen, das für den Aufbau des roten Blutfarbstoffs und damit für die Transportfähigkeit von Sauerstoff und letztlich für die Vitalität des Organismus insgesamt zuständig ist. Zur Behebung des Eisenmangels empfiehlt Hildegard den Verzehr der Leber von Tieren, die bekanntlich besonders reich an Eisen ist. Im Gegensatz zum pharmazeutischen Eisen aus den üblichen Eisentabletten besitzt das Eisen in der Leber von Tieren eine höhere Bioverfügbarkeit, kann also vom menschlichen Organismus besonders leicht aufgenommen und verwertet werden. Hühnerleber steht dabei für Hildegard an erster Stelle: „Die Leber eines Huhns hilft gegen alle Krankheiten, die den Menschen innerlich verletzen.“ Danach folgen Hirsch- und Rehleber, Rinder- und Kalbsleber, Lammleber, Ziegenleber und zuletzt, wenn nichts anderes zur Verfügung steht, Schweineleber. Allerdings kann ein hoher Lebergenuss zu hohen Harnsäurewerten führen und bei gefährdeten Personen Gichtanfälle auslösen. Zudem sollte man angesichts der möglichen Belastung der Lebern von Schlachtvieh mit Hormon-, Antibiotika- und sonstigen Schadstoffrückständen diese Lebern heute nur noch mit Vorsicht genießen.

Empfindlich gegen Stress: Die Nerven

„Wenn der Mensch fühlt, dass seiner Seele etwas widerlich ist, ziehen sich das Herz, die Leber und die Galle zusammen. Danach erhebt sich um das Herz eine Art von Nebel, hüllt das Herz in Dunkelheit, und so wird der Mensch traurig.“ Die Hauptursachen eines Nervenleidens sind also nach Hildegard seelischer Natur und bestehen in Stress, Ängsten, Sorgen, Frustration und Ärger. Egal, ob man ein eher cholerisch oder eher depressiv veranlagter Mensch ist, die Folgen machen in jedem Fall krank. Die wirkungsvollste Möglichkeit, dem zu begegnen, besteht darin, sich den Ursachen zu verschließen und Wege zu finden, diese gar nicht erst an sich herankommen zu lassen. Dabei hilft es, eine möglichst ausgeglichene Gesamtkonstitution zu erlangen, die durch ausreichend erholsamen Schlaf, die Beschäftigung des Geistes mit als angenehm empfundenen Dingen sowie mit ausreichender Bewegung erreicht wird.

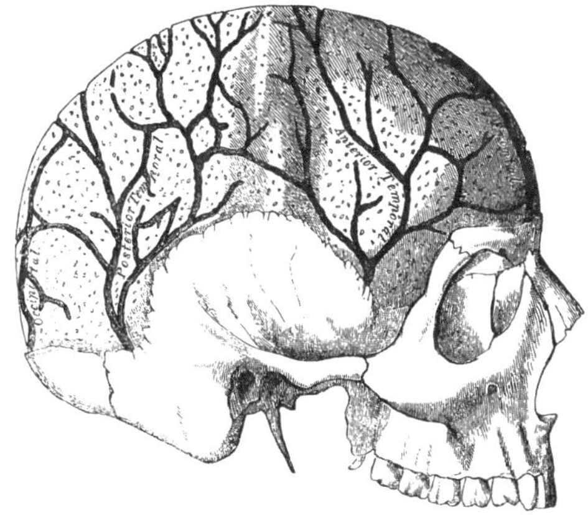

Hülle des Körpers: Die Haut

Erkrankungen der Haut sind heute leider überaus häufig. In der Logik Hildegards sind sie – wie die meisten Krankheiten – die Folge einer ungesunden Ernährungs- und Lebensweise. Deshalb setzt die Behandlung von Hautkrankheiten in der Hildegard-Medizin auch nicht direkt bei der Haut an, sondern zunächst im Margen-Darm-Bereich sowie bei den äußeren Lebensumständen. Eine gründliche Darmsanierung ist Voraussetzung für eine Heilung von Hauterkrankungen. Denn in keinem Bereich sind Ernährungsfehler so deutlich sichtbar wie auf der Haut. Schuld sind die zahlreichen allergenen Stoffe, die sich in den heutigen industriell gefertigten Nahrungsmitteln anreichern, sodass manches Nahrungsmittel einen richtigen Giftcocktail enthält. Im Gegensatz dazu stehen der Dinkel und die Marone, wenn sie in einer sauberen Umgebung ohne den Einsatz von Chemie erzeugt werden.

Stütze des Körpers: Das Skelett

Besonders häufige Erkrankungen des Skeletts und insbesondere der Gelenke sind heute Rheuma und Gicht. Doch vor allem das Rheuma beschränkt sich nicht darauf, sondern befällt auch das Bindegewebe und im fortgeschrittenen Stadium eigentlich den ganzen Organismus. Die Krankheit ist nur sehr schwer in den Griff zu bekommen. Eine Umstellung der Ernährung nach den Grundsätzen Hildegards ist ein richtiger Ansatz, reicht aber oft nicht aus. Ziel ist es auf jeden Fall, giftige Stoffwechselprodukte sowie Umweltgifte soweit wie möglich aus dem Organismus zu entfernen. Dagegen erscheint die Behandlung der Gicht relativ einfach. Gicht entsteht durch einen langzeitig erhöhten Harnsäurespiegel im Blut, wodurch die Harnsäure in den Gelenken auskristallisiert und sehr schmerzhafte Entzündungen hervorruft. Ursächlich für Gicht sind ein viel zu hoher Konsum von Fleisch und anderen fetten und/oder eiweißreichen Nahrungsmitteln sowie ein übermäßiger Weingenuss. Die Gichtgefahr lässt sich allerdings relativ leicht durch eine Ernährungsumstellung im Sinne der Regeln Hildegards bannen.

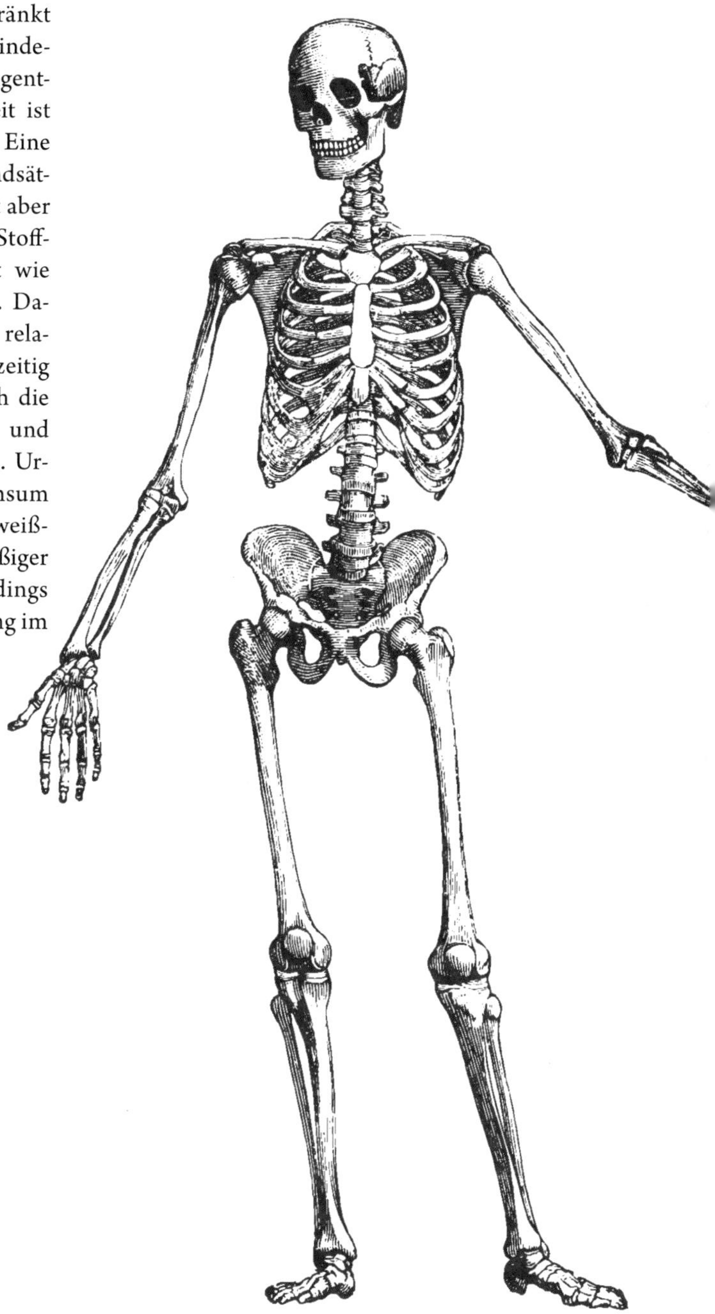

5.

GRUNDNAHRUNGSMITTEL DES MITTELALTERS

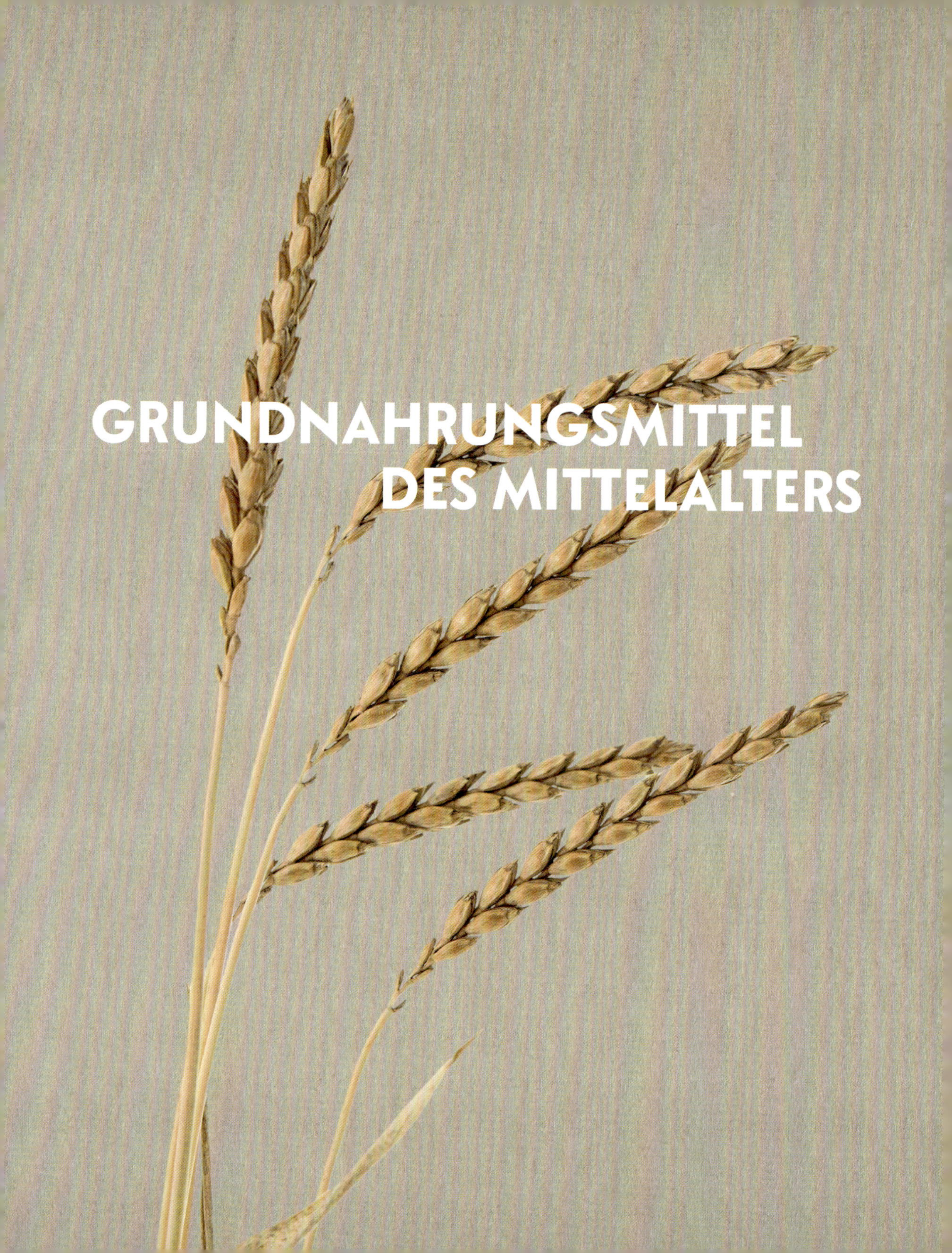

Im Mittelalter bildete Getreide die Grundlage der Nahrungsmittelversorgung des überwiegenden Teils der Bevölkerung. In ihrem Werk „Physica" kommt Hildegard von Bingen zu dem Ergebnis, dass Dinkel das wertvollste Getreide ist und sogar unter allen Nahrungsmitteln insgesamt die meiste Heilkraft besitzt. An zweiter Stelle folgt der Hafer, der fast ebenso viele Heilkräfte besitzt wie der Dinkel, im Gegensatz zu diesem aber gelegentlich zu Verstopfung führt. Danach folgen Roggen und Weizen, die im Gegensatz zum Dinkel jedoch zum Kochen völlig ungeeignet sind. Die Gerste wird von Hildegard wegen mangelnder Heilkräfte nicht zur Ernährung empfohlen, und vom Genuss von Hirse rät Hildegard sogar ausdrücklich ab.

Hildegard von Bingen und der Dinkel

Der Dinkel *(Triticum spelta)* ist eine Getreideart aus der Familie der Weizengräser und somit ein Verwandter der modernen Hochleistungs-Weizensorten. Der auch als Spelz-Getreide bezeich-

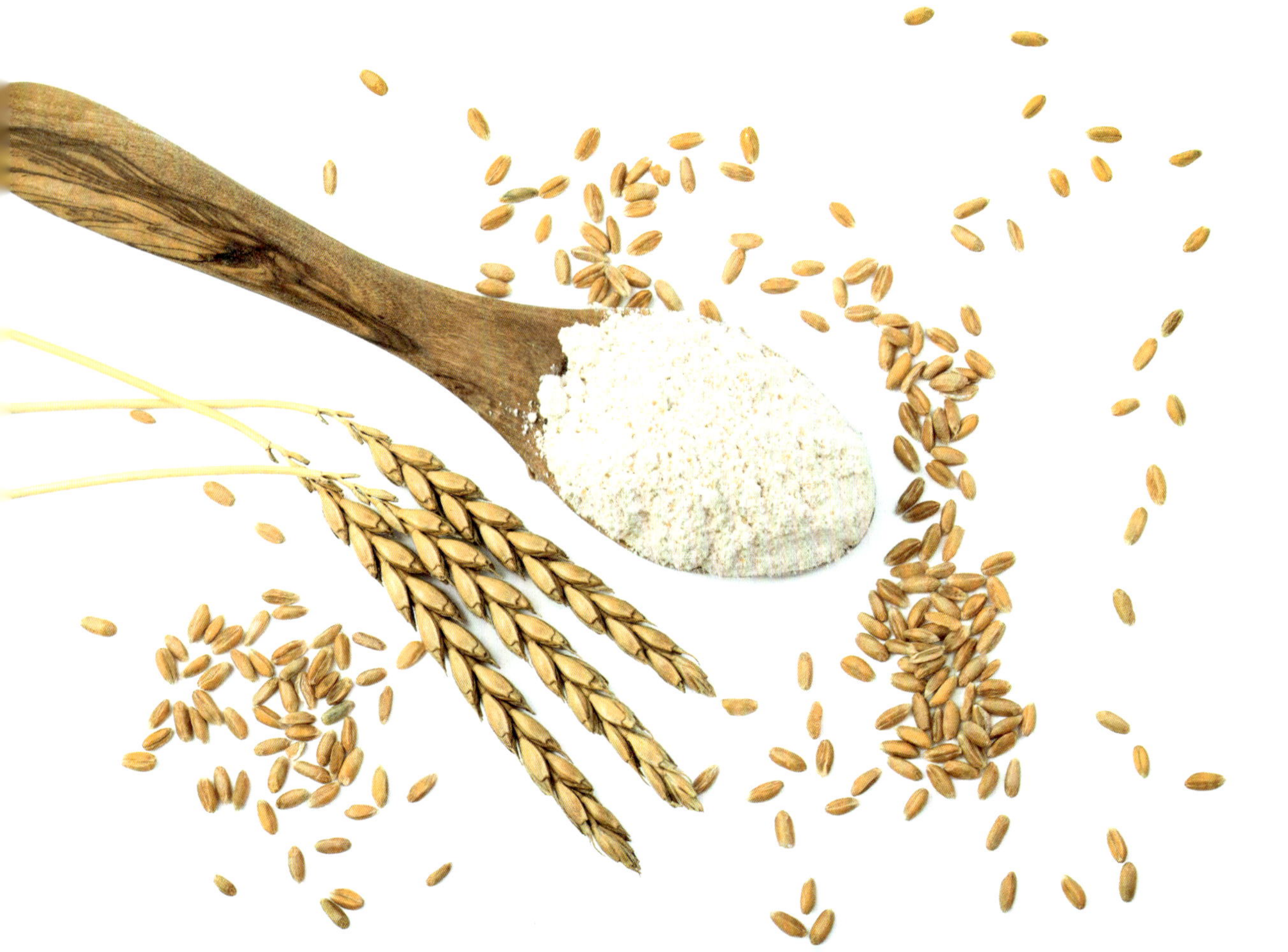

nete Dinkel ist ein sehr ursprüngliches Getreide, das mit zu den ersten vom Menschen domestizierten Gräsern gehörte. Bis ins letzte Jahrhundert hinein war Dinkel auch bei uns noch eine sehr häufig angebaute Getreideart. Heute ist er allerdings auf breiter Front vom Weizen verdrängt worden. Dinkel gehört mit zu den robustesten Getreidepflanzen überhaupt. Das Korn sitzt in einer auch als Spelz bezeichneten Hülse, die es sehr gut gegen zahlreiche schädliche Umwelteinflüsse schützt. So ist Dinkel sowohl gegen Witterungseinflüsse als auch gegen den Eintrag von Schadstoffen aus der Luft ziemlich unempfindlich. Das anspruchslose Getreide ist sehr winterhart und kann bis in Höhenlagen von 1000 Metern angebaut werden. Darüber hinaus übersteht es Regenperioden ebenso gut wie Hitzewellen, ohne sichtlichen Schaden zu nehmen. So eignet es sich hervorragend für den Anbau im klimatischen Grenzbereich und erbringt selbst unter ungünstigen Bedingungen und auf geringen Böden noch akzeptable Erntemengen von gleichbleibend guter Qualität. Außerdem ist Dinkel wenig krankheitsanfällig und muss daher auch nur wenig gespritzt werden. So ist der Dinkel gemeinhin wesentlich weniger mit Rückständen von Pflanzenschutzmitteln belastet als andere Getreidearten. Im Gegensatz zu Weizen und Roggen macht Dinkel auch keine Fruchtwechselwirtschaft erforderlich, da er nicht so stark zehrt und damit den Boden längst nicht so stark auslaugt. So kann Dinkel auch problemlos mehrere Jahre hintereinander auf demselben Boden angebaut werden.

Dinkel ist sehr proteinhaltig. Je nach Standortbedingungen und Witterungsverlauf schwankt sein Proteingehalt zwischen 10 und 18 Prozent und liegt damit höher als der der meisten Weizensorten. Auch der Gehalt an Vitaminen und Mineralien liegt deutlich höher als bei Weizen, Roggen & Co. Zudem ist der Dinkel äußerst magen- und darmfreundlich, sodass er durch seine leichte Verdaulichkeit eine hohe Bioverfügbarkeit erhält. Die wertvollen Inhaltsstoffe des Dinkels werden dem menschlichen Organismus ohne Verluste schnell zur Verfügung gestellt. Dadurch wird die Leistungsfähigkeit des Organismus im Vergleich mit anderen Getreidearten enorm gesteigert. Aber nicht nur aus diesen Gründen ist Dinkel in der Hildegardis-Ernährungstherapie das wertvollste Getreide. Er enthält nämlich über das Genannte hinaus weitere für den Menschen lebensnotwendige Ernährungsbestandteile. Ein überaus wichtiger Inhaltsstoff des Dinkels ist das Rhodanid, das vor allem für die Stammzellenbildung von Bedeutung ist. Aus den Stammzellen bildet der Körper alle anderen Zellen, ob Keim-, Muskel-, Abwehr-, Blut- oder Nervenzellen. So kann man also durch eine Ernährung auf Dinkelbasis das Zellwachstum entscheidend fördern. Zudem wirkt Rhodanid antiallergen. Somit eignet sich Dinkel auch zur Behandlung von Nahrungsmittelallergien. Schließlich beugt Dinkel Krebserkrankungen vor, denn Rhodanid macht die Zellwände für krebserregende Stoffe unpassierbar.

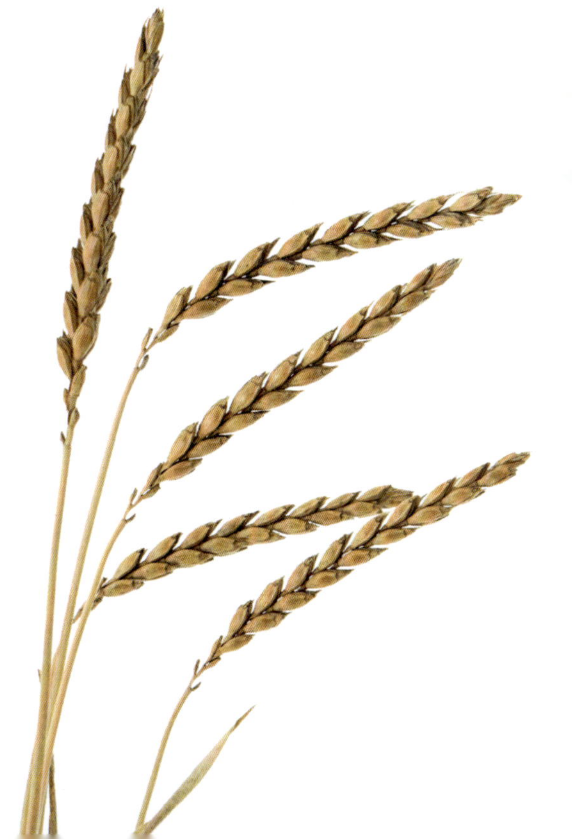

6.

HILDEGARD VON BINGEN UND DIE KRÄUTER

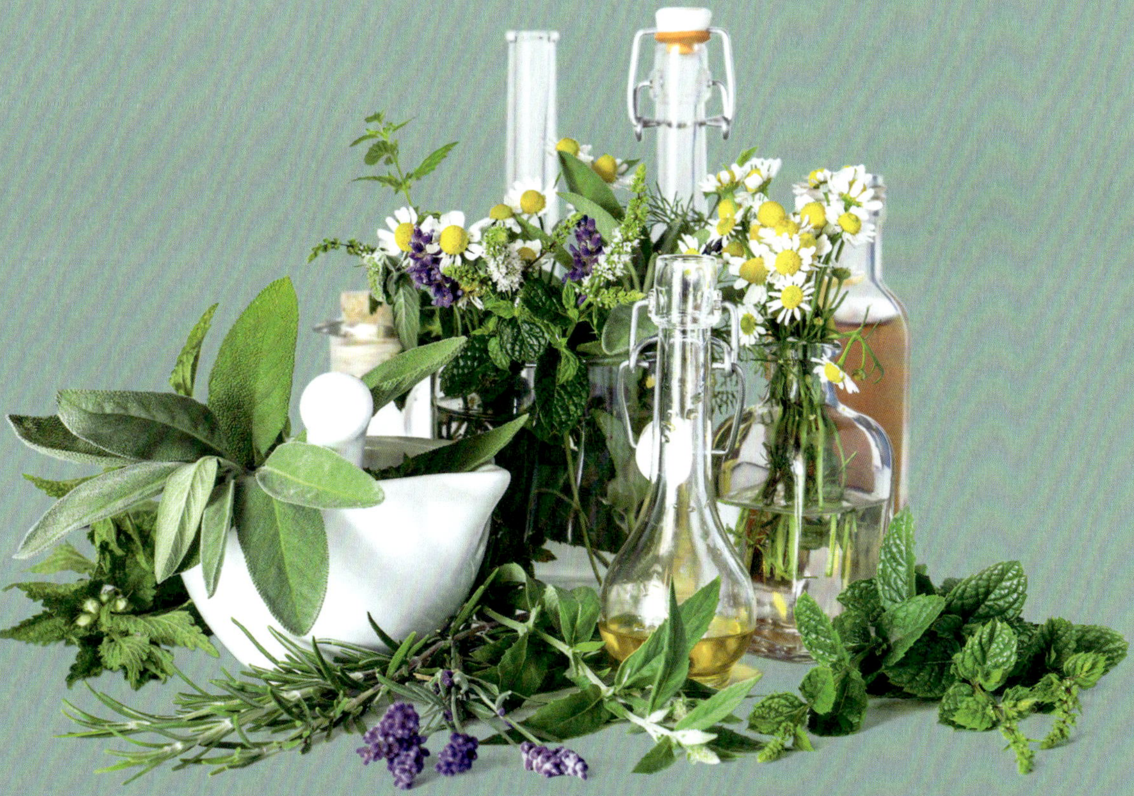

Nach dem medizinischen Kenntnisstand des Mittelalters baut Hildegards Medizin auf der Viersäftelehre auf. Damit ist sie zu ihrer Zeit durchaus „up to date" – auch wenn diese Theorie bereits aus der Spätantike stammt und auf das 2. bis 5. Jahrhundert zurückgeht. Ausformuliert wurde die Viersäftelehre schon von dem berühmten griechischen Arzt Galenos von Pergamon, sie besagt, dass der menschliche Körper von vier Säften durchflossen wird – nämlich von Blut, Galle, Schwarzgalle und Schleim. In einem gesunden Menschen befinden sich diese Säfte im Gleichgewicht, der „Eukrase". Im Zustand der „Dyskrase" hingegen ist das Gleichgewicht der vier Säfte gestört. Die Folge: Der Mensch wird krank. Die ärztliche Behandlung besteht nun darin, dem Kranken die Medizin zu verabreichen, die das Gleichgewicht wiederherstellt. Bei der Diagnose, welcher der vier Säfte aus dem Gleichgewicht geraten ist, spielen auch das Temperament, der Charakter und weitere Eigenschaften des jeweiligen Patienten eine Rolle.

Was sind Kräuter?

Die Kräuter sind eine recht uneinheitliche Pflanzengruppe, in der sich Gehölze und Sträucher ebenso wiederfinden wie Stauden, Zwiebelgewächse und einjährige Pflanzen. Im Mittelalter wurden Kräuter vor allem zu medizinischen Zwecken in erster Linie als Heilpflanzen angebaut – daher oft der wissenschaftliche Zusatzname „officinalis". Die Mönche legten wissenschaftliche Akribie an den Tag und kategorisierten und etikettierten die

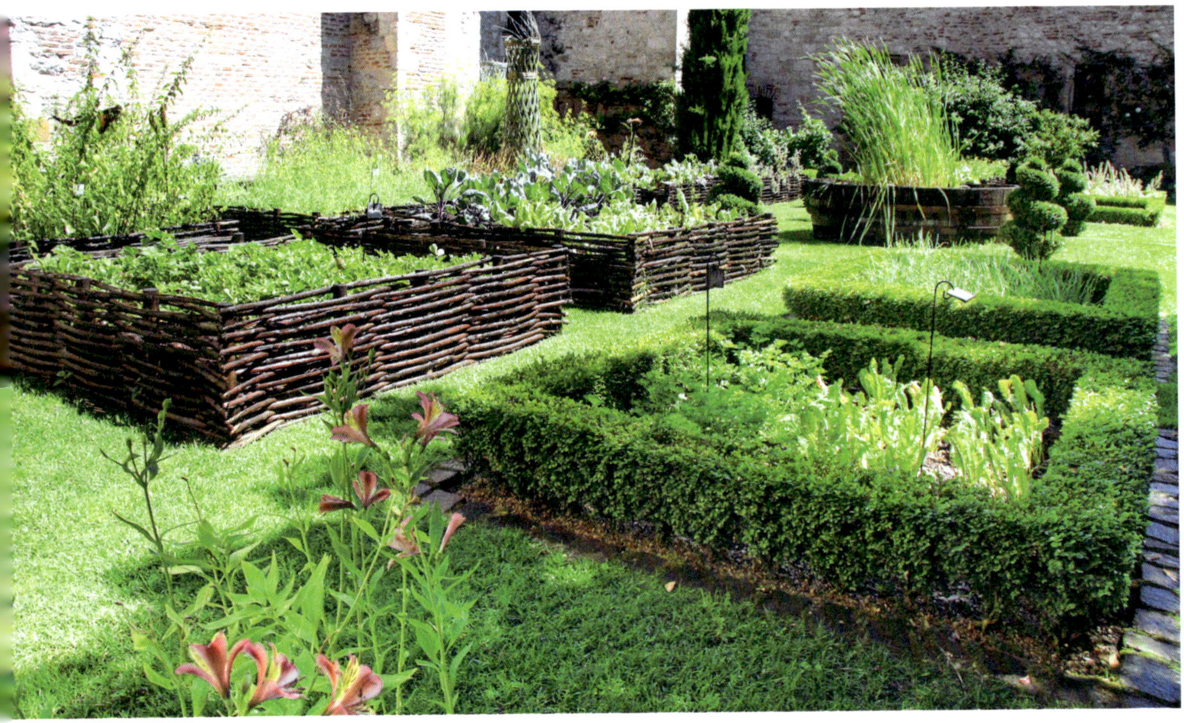

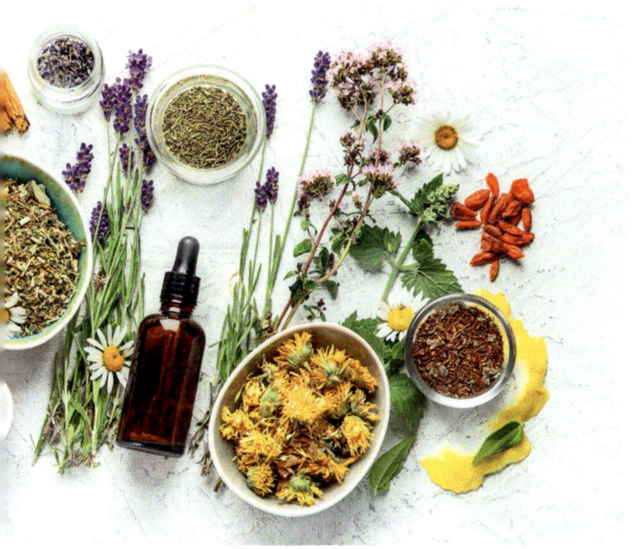

Kräuter mit großer Sorgfalt. Es ist fast ausschließlich Hildegard von Bingen und ihren Schriften zu verdanken, dass dieses Wissen bis heute erhalten geblieben ist. Die Mönche pflanzten die Kräuter separat in rechteckigen Beeten, eine Tradition, die bis heute erhalten geblieben ist. Die meisten Kräuter eignen sich dazu auch vorzüglich, da sie sauber wachsende, niedrige Pflanzen sind, die in einem Beet besonders hübsch wirken. In den Ziergärten der Frühen Neuzeit wurden Kräuter dann nur noch in symmetrischen Mustern auf meist terrassenförmigen Anlagen als Zierpflanzen gepflanzt, bevor man sich wieder ihrer kulinarischen und durch die Wiederentdeckung der Schriften Hildegards auch ihrer heilkräftigen Qualitäten besann.

Medizin des Mittelalters

Als Arzneimittel kamen im Mittelalter fast ausschließlich natürliche pflanzliche Stoffe in Betracht. Und hier setzte Hildegard von Bingen für damalige Verhältnisse nahezu wissenschaftlich an. Sie untersuchte rund 200 verschiedene Pflanzen auf ihre pharmakologische Wirksamkeit. Einige davon sind heute noch als Heilpflanzen bekannt, da ihre Wirksamkeit auch nach modernsten wissenschaftlichen Methoden bestätigt werden konnte. Bei anderen Pflanzen weiß man allerdings heute nicht mehr, welche Gewächse Hildegard damit gemeint hat, weil sie unter ihren damaligen Namen heute nicht mehr bekannt sind.

Der richtige Umgang mit Kräutern

Speziell im Hinblick auf stark wirkende Kräuterpflanzen war Hildegard von Bingen recht vorsichtig. Sie ging davon aus, dass die unbestrittenen Kräfte dieser Kräuter, die vor allem aus deren ätherischen Ölen stammen, bei ungenauer oder falscher Handhabung auch schnell ins Gegenteil umschlagen und dann mehr Schaden als Nutzen hervorrufen können. Deshalb ist es nach Hildegard wichtig, Heilkräuter bei Erkrankungen in der richtigen Dosierung und gezielt über einen begrenzten Zeitraum einzunehmen. Nur dann können bestimmte Kräuter bei einigen Krankheiten helfen. Viele der von Hildegard beschriebenen Kräuter werden auch heute noch in der Pflanzenheilkunde verwendet. Bei manchen Kräutern hingegen konnte man die Wirksamkeit nach heutigen Maßstäben nicht bestätigen, andere wiederum sind sogar noch viel wirksamer, als Hildegard von Bingen es eigentlich beschrieben hat. Das liegt an dem Bezugsrahmen, in dem Hildegard die Wirksamkeit der Kräuter bestimmt hat. Für die Einordnung als Heilpflanze hat sie nämlich jedem der zu ihrer Zeit bekannten Kräuter eine Temperatur von warm bis kalt und einen Grad der Feuchtigkeit von feucht bis trocken zugeordnet. Wenn sich eine Kräuterpflanze diesen Kategorien nicht eindeutig zuordnen ließ, war sie für Hildegard von Bingen als Heilkraut deshalb nutzlos oder sogar schädlich. Dennoch praktizierte die größte Heilkundlerin des Mittelalters stets nach dem Motto: „Gegen jedes Leiden ist ein Kraut gewachsen." Und so hielt Hildegard in ihrer

Kräuterapotheke zahlreiche Kräuter für vielfältige Erkrankungen bereit. Zudem verwenden fast alle Rezepte der Hildegardis-Küche Kräuter in geringerer Dosierung – nicht nur zum Würzen, sondern auch wegen ihrer vorbeugenden Wirkung gegen zahlreiche Erkrankungen.

Heilkräuter gegen jedes Leiden

In der Hildegardis-Medizin werden mit Kräutern nicht nur Erkältungskrankheiten und Magenbeschwerden behandelt, sondern auch die unterschiedlichsten Schmerzen und sogar entzündliche Krankheiten. Gegen Magenbeschwerden setzt man Petersilie, Brennnessel, Lorbeer und Beifuß ein. Zur Unterstützung der Verdauung verabreicht man Beifuß, Basilikum und Süßholz. Gegen das Entstehen von Blähungen helfen Ringelblume und Kümmel. Leidet ein Patient unter Erkältung, sollte ihm nach Hildegard von Bingen Quendel (Feldthymian), Liebstöckel und Süßholz verordnet werden, insbesondere bei Husten und Heiserkeit. Der heute weithin unbekannte Bertram bringt bei Schnupfen und Entzündungen der Atemwege ebenfalls Linderung. Infektionen der unteren Atemwege behandelt man mit Lavendel, Kümmel und Gundermann. Gegen Fieber setzt man Petersilie und Basilikum ein.

Auch Ohrenschmerzen werden durch Gundermann gelindert, Kopfschmerzen hingegen durch Lorbeer oder Wermut. Letzterer hilft ebenfalls gegen Zahnschmerzen. Gegen Nierenprobleme verabreicht man Alant. Lavendel gilt in der Hildegardis-Heilkunde als wirksames Leberkraut. Für die Milchbildung stillender Mütter empfiehlt Hildegard einen Stilltee aus Basilikum. Hautprobleme werden oberflächlich mit Tinkturen oder Umschlägen aus Huflattich, Alant, Feldthymian (Quendel) behandelt und gelindert. Kommen entzündliche Vereiterungen oder Abszesse dazu, empfiehlt Hildegard von Bingen Eisenkraut. Frische Hautwunden werden mit einer Tinktur aus Schafgarbe behandelt – auch heute noch gilt dieses Kraut als entzündungshemmend. Liegen den Hautproblemen Insektenstiche zugrunde, sollte man es mit einer Tinktur aus Wegerich versuchen.

Leichte Melancholie wird mit Johanniskraut behandelt – nicht nur bei Hildegard von Bingen. Aber auch Süßholz, Kampfer und Melisse sowie Ysop können helfen. Bei einer tiefergehenden Depres-

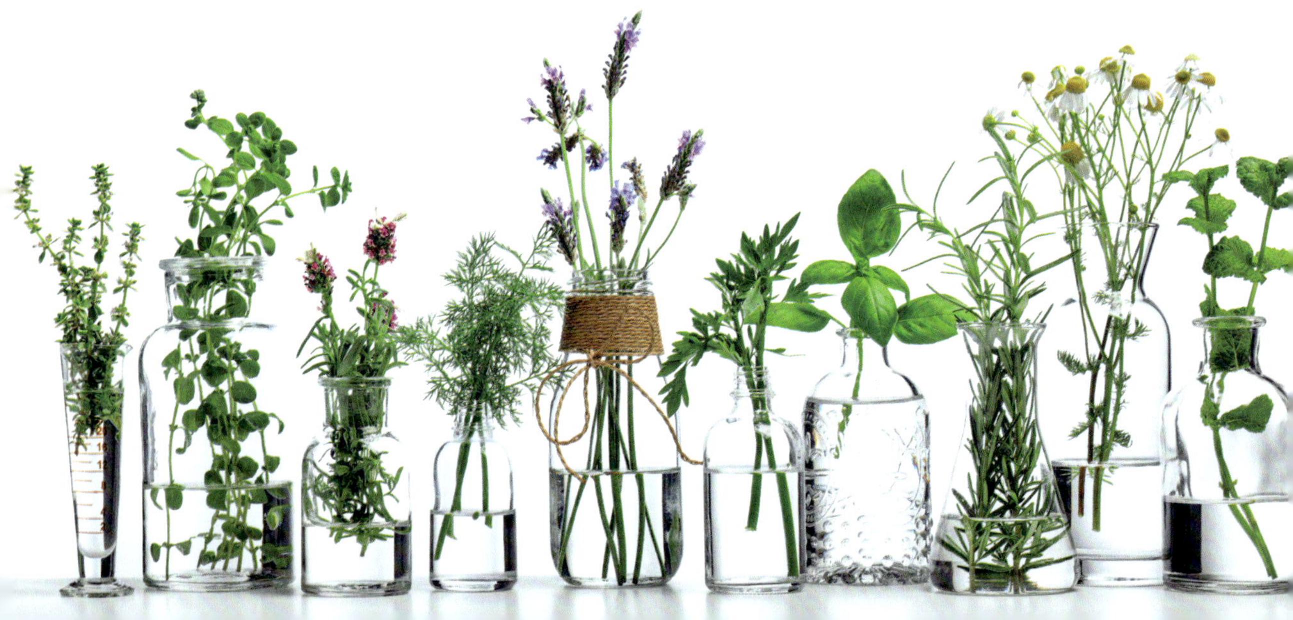

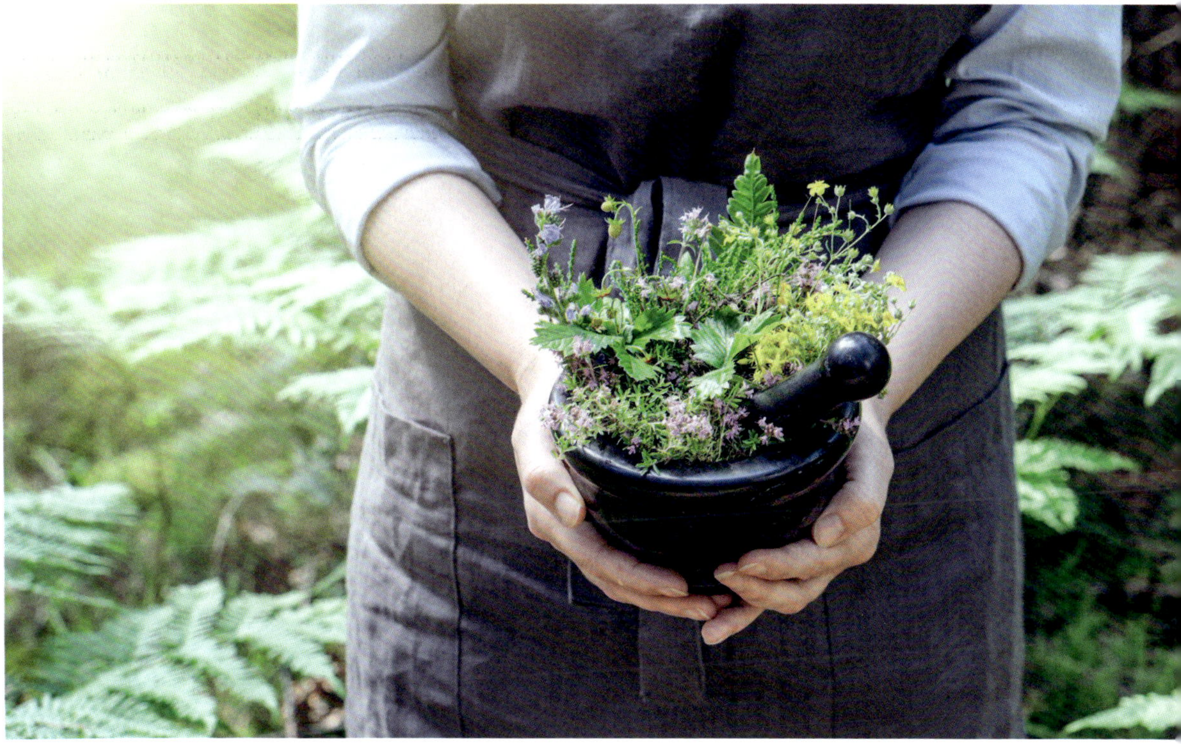

sion empfiehlt Hildegard Wermut. Weit verbreitet war zu Hildegards Zeiten auch schon die Gicht. Diese bekämpft man mit den Heilkräutern Petersilie, Salbei, Minze, Giersch und Wegerich. Sogar an Lähmungen hat sich Hildegard herangetraut, und zwar mit der Verabreichung von Thymian.

Die richtige Verabreichung

Es kommt aber nicht nur darauf an, welche Kräuter verabreicht werden, sondern auch darauf, wie die jeweiligen Kräuter ihre optimale Wirkung entfalten. In den einschlägigen Rezepten werden die Heilkräuter in Form von Aufgüssen, Tinkturen, Umschlägen, Salben oder als pulverisierte Zugabe in Wein oder Wasser verabreicht. Dabei gilt es stets zu beachten, dass Hildegard von Bingen ihre Patienten ohne die heutige moderne Wissenschaft über die Anatomie des menschlichen Körpers oder die genauen Inhaltsstoffe der Kräuter behandelt hat. Ihre Ernährungstherapie basierte auf Beobachtung, Überlieferung und Erfahrung. Viele von Hildegards Erkenntnissen haben einer späteren wissenschaftlichen Überprüfung standgehalten. Einige der Hildegardis-Kräuter werden in der modernen Pflanzenheilkunde auch heute noch eingesetzt, beispielsweise in entzündungshemmenden Hautcremes mit Ringelblume, in Magentees mit Pfefferminze oder Kamille oder in Hustentees mit Spitzwegerich, Thymian und Salbei. Trotzdem sollte man im Umgang mit den Hildegardis-Kräutern Vorsicht walten lassen, denn manche Wirkungen und Nebenwirkungen kannte Hildegard noch nicht. So sollte man vor allem in der Schwangerschaft bestimmte Heilkräuter wie etwa Rainfarn, Weinraute oder Ysop gar nicht einnehmen.

Gärtnern mit Hildegard von Bingen

In jedem Garten sollten ein paar Hildegardis-Kräuter vorhanden sein. Die meisten Hildegardis-Kräuter blühen mit überaus hübschen Blumen, die denen vieler reiner Zierpflanzen in nichts nachstehen. Ihre würzig-aromatischen Blätter verleihen dem ganzen Garten eine intensive, je nach Zusammenstellung individuelle Duftnote, und nicht zuletzt bereichern viele von ihnen die Küche sowohl aus kulinarischer als auch aus gesundheitlicher Sicht. Hildegardis-Kräuter lassen sich leicht in Gärten jeden Typs integrieren, der gestalterischen Phantasie sind kaum Grenzen gesetzt. Eine der beliebtesten Arten des Kräutergartens ist das stufenförmig angelegte Beet, das durch niedrige Heckenelemente, schmale Wege oder Steinarrangements optisch höchst ansprechend in mehrere kleine Parzellen geteilt werden kann. Diese getrennten Kleinbeete erleichtern die Pflege und Ernte der Pflanzen enorm, zumal so auch den unterschiedlichen Bedürfnissen der verschiedenen Kräuterpflanzen perfekt Rechnung getragen werden kann. Zudem wird die Ernte der Pflanzen so auch sehr erleichtert. Kräuter können aber auch hervorragend zwischen anderen Pflanzen in einer gemischten Rabatte kultiviert werden. Kugelig oder niedrig wachsende Pflanzen wie Salbei und Schnittlauch wirken am besten im Vordergrund einer Rabatte, großwüchsige, eindrucksvolle Gewächse wie Liebstöckel oder Fenchel bringen Struktur in die Rabatte. Der gesamte Kräutergarten kann eindrucksvoll durch eine Hecke vom übrigen Garten abgetrennt werden. Mit ihrem geraden, nur selten zum Wuchern neigenden Wachstum sind die meisten Kräuter zweifellos für regelmäßig angelegte Gärten geeignet. Ihre meist weichen, milden Farben machen sie zudem zu hervorragenden Begleitpflanzen in Blumenrabatten. Aber auch im farbenfrohen Durcheinander naturbelassener Gartenkonzepte können sie sich gut behaupten. Wenn ein Garten aus Platzgründen die Anlage eines Kräuterbeetes nicht zulässt, kann man viele Hildegardis-Kräuter auch gut in Pflanzgefäße setzen. Die meisten eignen sich nämlich bestens als Kübelpflanzen. Viele Hildegardis-Kräuter gedeihen auch sehr gut in Blumenkästen.

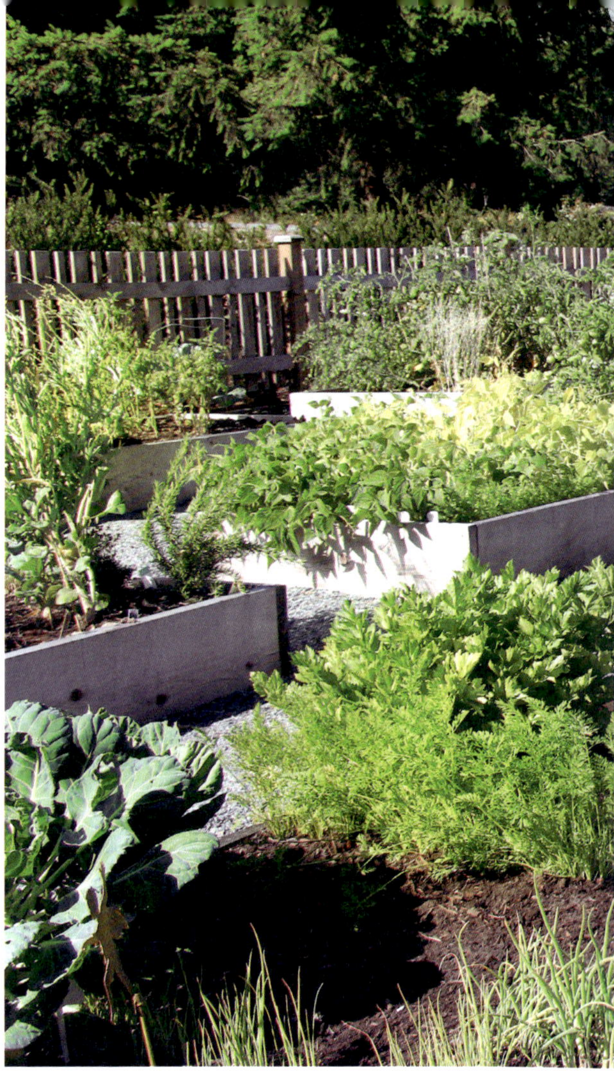

Wohin mit dem Kräuterbeet?

Die Lage des Kräutergartens innerhalb des Gartens ist eine wichtige Entscheidung. Man sollte bedenken, dass zahlreiche Kräuter ursprünglich aus dem Mittelmeerraum stammen, in dem das Klima bedeutend wärmer ist als bei uns. Diese Pflanzen ge-

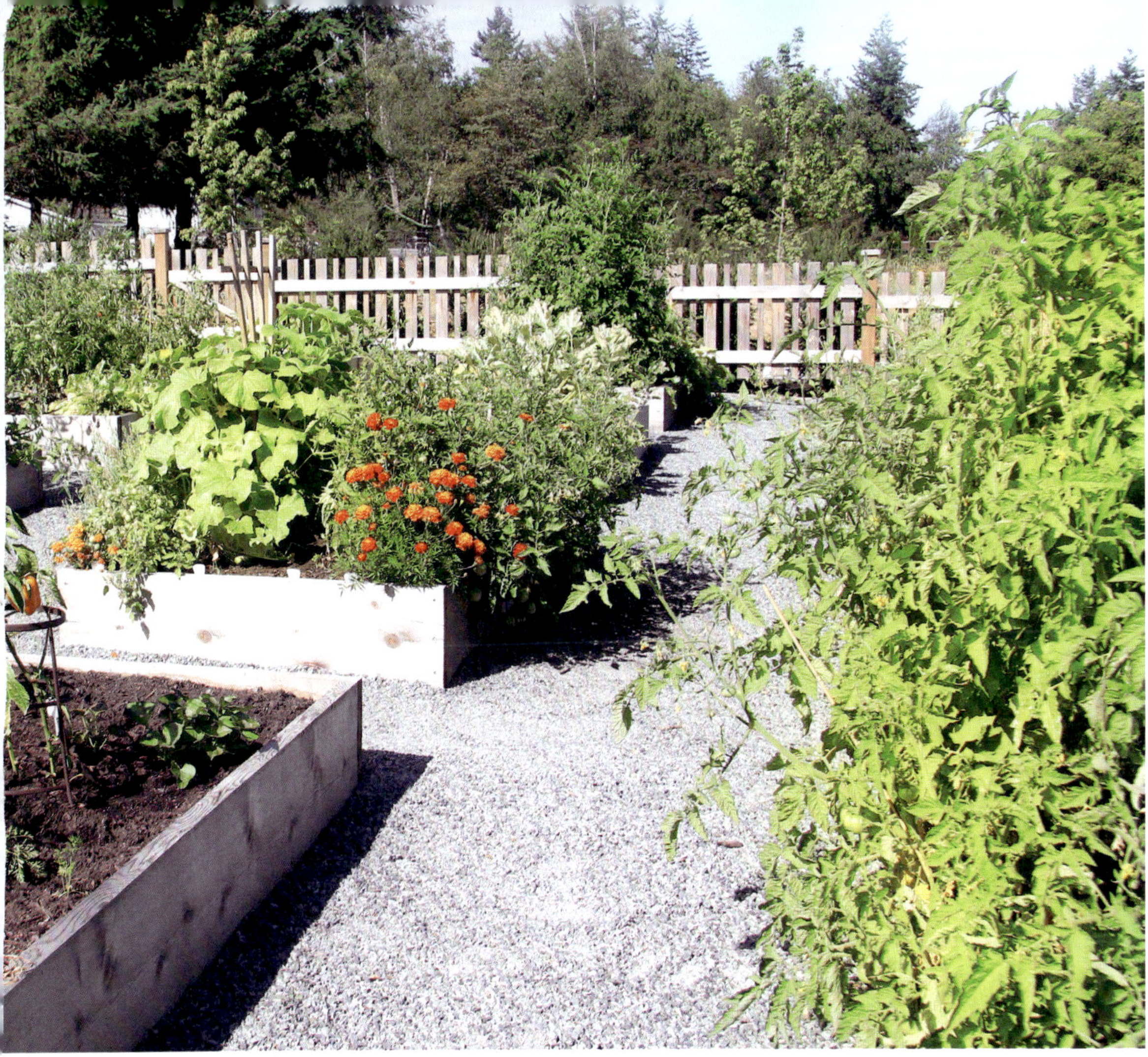

Durch getrennte Kleinbeete kann unterschiedlichen Bedürfnissen entsprochen werden.

deihen am besten im sonnigsten Teil des Gartens. Andere wiederum stammen aus unseren heimischen Wäldern und bevorzugen schattige, feuchte Standorte. Liegt der Garten auf schwerem, Wasser zurückhaltendem und damit kühlem Tonboden, kann eine Erhöhung der Beete angeraten sein, um die Drainage zu verbessern, damit das Wasser schneller aus dem Wurzelbereich abfließen kann. Mit einer Mischung aus Kies und Sand, die man in die Gartenerde eingräbt, kann man die Wasserleitfähigkeit des Bodens verbessern.

Viele Hildegardis-Kräuter verströmen einen überaus aromatischen Duft, der noch verstärkt wird, wenn die Pflanzen bewegt oder berührt werden. Deshalb sollte man ein paar größere, unempfindliche Kräuter neben der Gartentür oder entlang der Wege pflanzen, etwa Thymian, Pfefferminze oder Koriander. Kriechende Kräuter wie Feldthymian können auf dem Boden zwischen Steinplatten gesetzt werden. Die Kräuter, die man häufig in der Küche verwendet, können praktischerweise in Kübeln, Töpfen oder Blumenkästen in unmittelbarer Nähe der Küche angepflanzt werden. Dann muss man nicht immer durch den ganzen Garten zum Kräuterbeet gehen.

7.

KRÄUTERKUNDE
MIT HILDEGARD VON BINGEN
VON A BIS Z

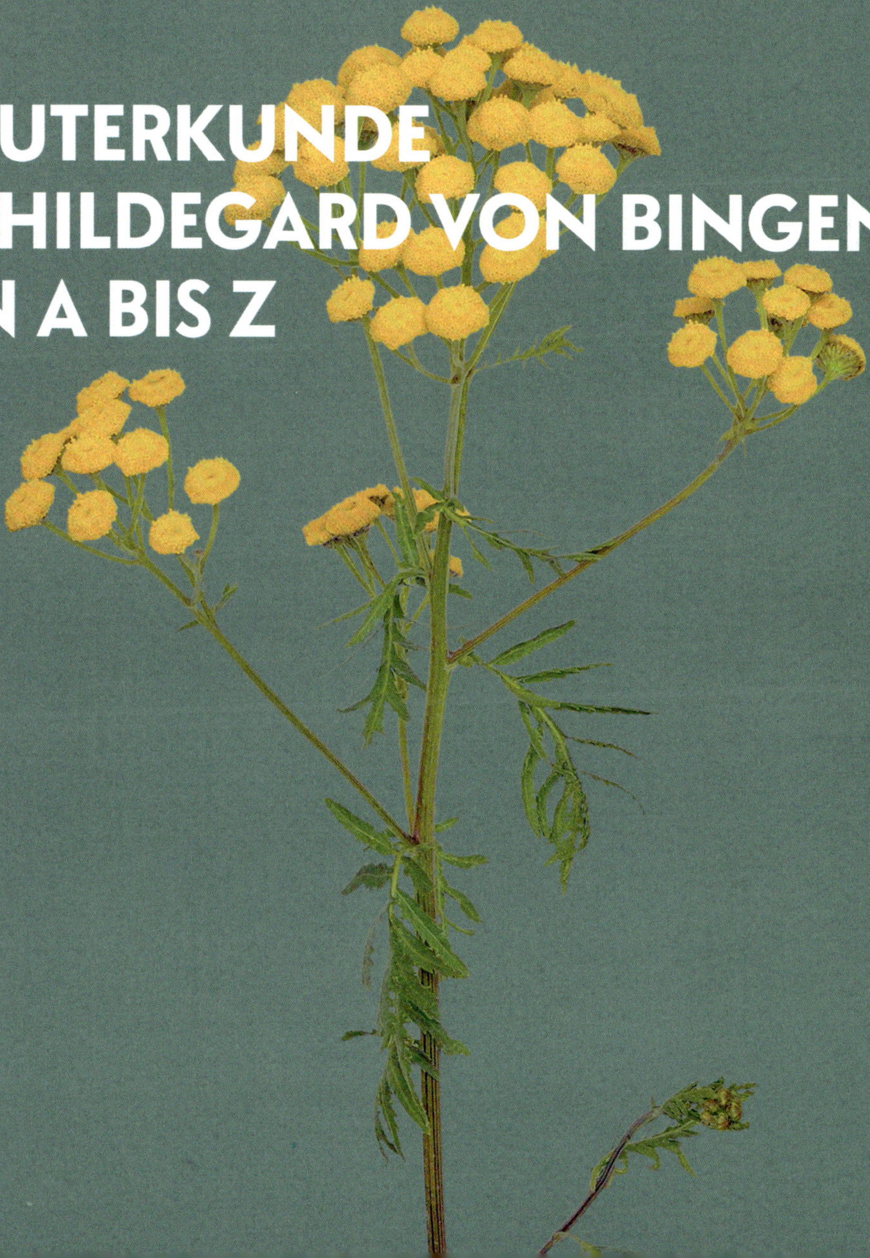

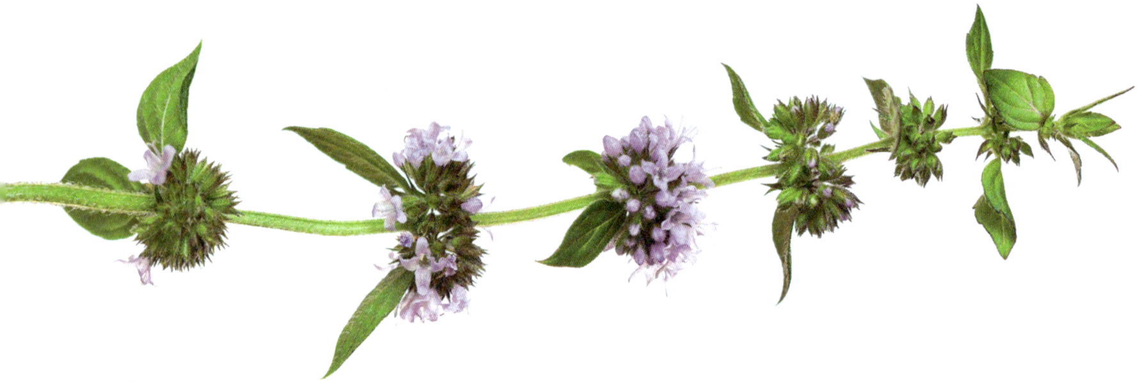

Ackerminze *(Mentha arvensis)*

Mehrjährige kleine Staudenpflanze von niedrigem Wuchs. Die Ackerminze, oder auch Korn- oder Feldminze wird 10–30 cm hoch. Im oberen Drittel des Stängels und der Triebe sowie in den Blattachseln erscheinen ab Juli zahlreich in Scheinquirlen angeordnete Blüten. Die Ackerminze wächst wild auf Brachen und Äckern sowie an Wegrändern und Gräben – vorausgesetzt, der Boden ist feucht genug. Im Garten muss die Ackerminze schattig stehen und immer gut feucht gehalten werden. Man erntet ihre Blätter und Triebspitzen vor Beginn der Blüte und gibt sie getrocknet an Lammgerichte, Salate und herzhafte Quarkspeisen. Sie wird von Hildegard vor allem bei Magen- und Gallenbeschwerden empfohlen.

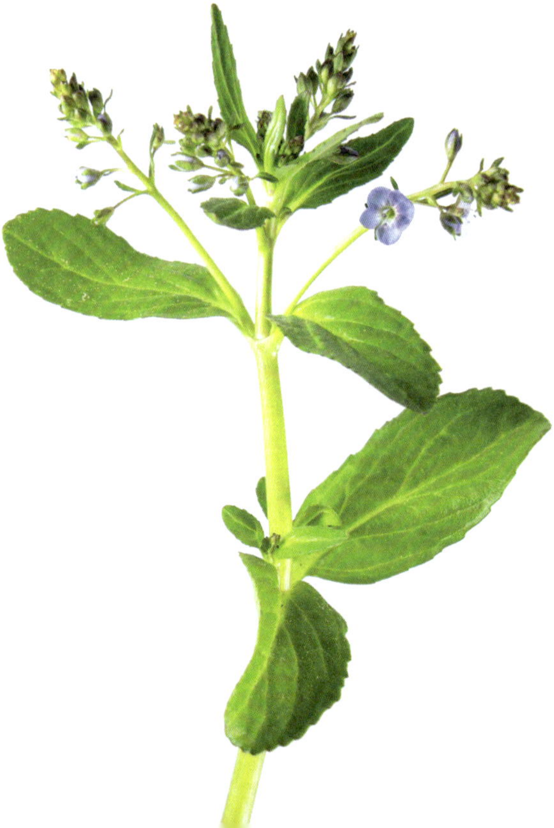

Bach-Ehrenpreis *(Veronica beccabunga)*

Schlichte Sumpfpflanze mit unbehaarten, fleischigen Blättern. Die mehrjährige Staude wird 20–60 cm hoch und blüht ab Mai. Wild wächst Bach-Ehrenpreis, auch Bachbunge, in sumpfigem Gelände, an Quellen, Bach- und Flussläufen sowie an Gräben. Man kann die Blätter das ganze Jahr über verwenden. Sie werden kurz blanchiert und mit Salz und Knoblauch gewürzt. Hildegard empfiehlt diese Pflanze zur Behandlung blutender Hämorrhoiden.

Bachminze *(Mentha aquatica)*

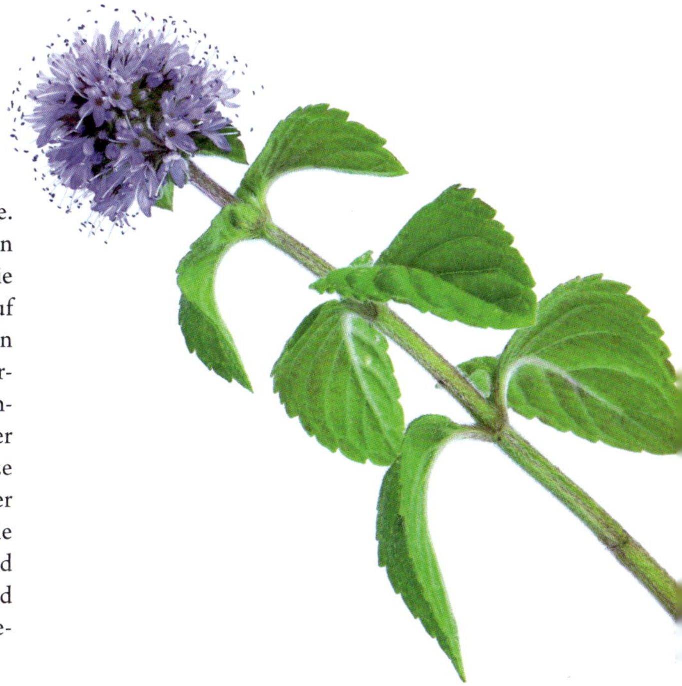

Mehrjährige Staudenpflanze von rund 80 cm Höhe. Die Blüten erscheinen in dichten Blütenständen an den Triebspitzen, seltener in den Blattachseln. Die Bachminze, auch Wasserminze, wächst wild auf sehr feuchten Böden, beispielsweise in Auen, an Bach- und Flussläufen sowie an Gräben. Im Garten muss die Bachminze schattig stehen und immer sehr gut feucht gehalten werden. Sie ist einer der Stammväter bei der Züchtung der Pfefferminze gewesen. Man erntet ihre stark duftenden Blätter und Triebspitzen vor Beginn der Blüte und gibt sie getrocknet an Fleischgerichte, Suppen, Soßen und Gemüsegerichte. Bachminze wird von Hildegard vor allem bei Verdauungs-, Magen- und Gallenbeschwerden empfohlen.

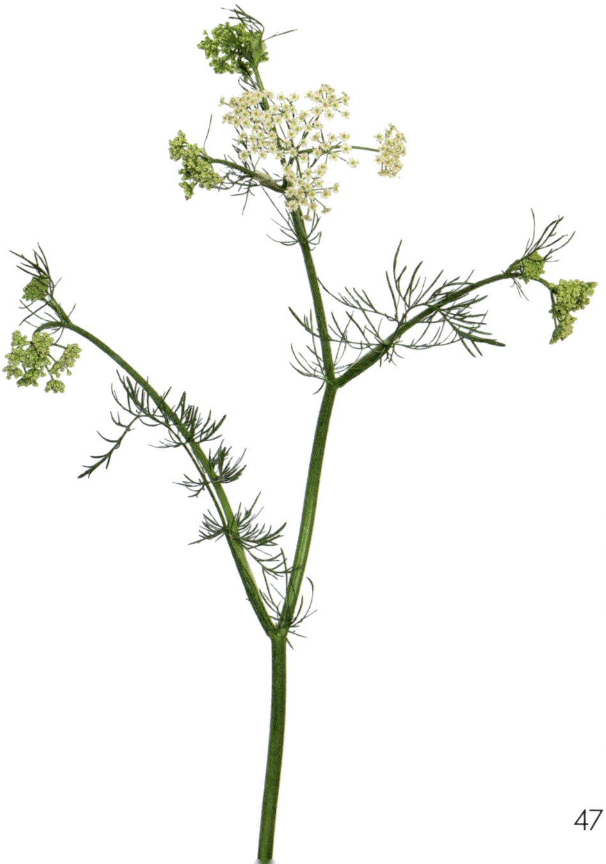

Bärwurz *(Meum athamanticum)*

Die winterharte, mehrjährige Pflanze erreicht eine Höhe zwischen 20 und 50 cm. Die grünen Stängel sind rund und fein gerillt. Die sehr fein gefiederten Blätter verströmen beim Zerreiben einen intensiven Duft. Der dicke Wurzelstock soll früher ein Leckerbissen für Bären gewesen sein, daher der Name. Von Mai bis Juli blüht die Bärwurz regional begrenzt in größeren Beständen auf nährstoff- und kalkarmen Wiesen einiger Mittelgebirge. Im Garten benötigt die Bärwurz einen sonnigen Standort mit kargem, kalkarmem Boden. Die pulverisierte Wurzel wird als Brotaufstrich oder als Suppengewürz zum Schutz gegen fiebrige Erkrankungen, gegen Gicht und Leberleiden (Hepatitis) verwendet. Berühmt ist Hildegards Bärwurz-Birnen-Honig-Kur aus Bärwurzpulver, gekochtem Birnenmus und Honig zur allgemeinen Entgiftung des Körpers.

Basilikum *(Ocimum basilicum)*

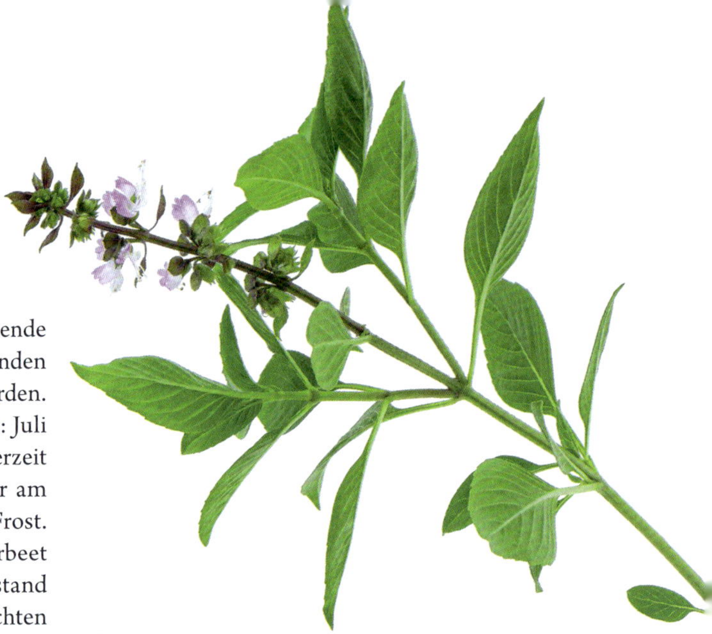

Einjährige, bis zu 90 cm hohe, buschig wachsende Pflanze mit dünnen, hellgrünen, paarig wachsenden Blättern, die zwischen 2,5 und 5 cm lang werden. Kleine, weiße, röhrenförmige Blüten. Blütezeit: Juli bis Oktober. Geerntet werden die Blätter jederzeit nach Bedarf, wobei die kleinen, zarten Blätter am besten schmecken. Basilikum verträgt keinen Frost. Die jungen Pflanzen nicht vor Mai ins Kräuterbeet aussetzen und an einem sonnigen Platz im Abstand von 25 cm in sandigen, nähstoffreichen, feuchten Boden setzen. Die Triebspitzen entfernen. Hildegard empfiehlt Basilikum zum Schutz vor Schlaganfällen und bei fiebrigen Erkrankungen.

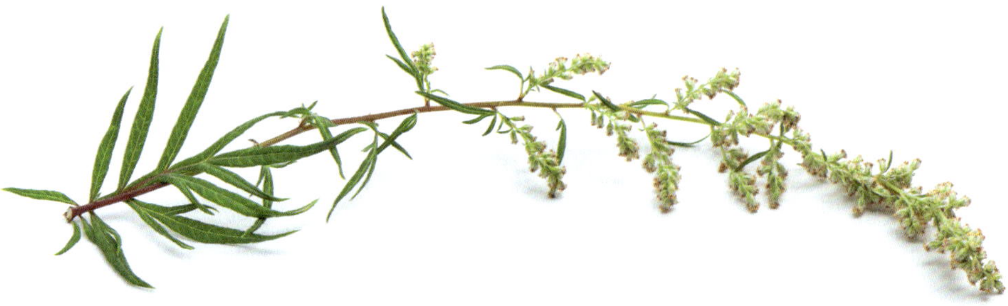

Beifuß *(Artemisia vulgaris)*

Bis zu 2,50 m hohe, mehrjährige Pflanze mit breiten, kahlen Blättern, auf der Unterseite mit weißem Flaum bewachsen. Gelbliche bis rotbraune, filzige und behaarte Blüten. Blütezeit: Juli bis September. Beifuß ist anspruchslos, wächst aber bevorzugt an sonnigen Standorten. Geer5netet werden die Blatter, die man fein gewiegt und getrocknet aufbewahrt. Die Blüte des Beifußes ist wegen ihres hohen Bittergehalts nicht zu verwenden. Beifuß unterstützt die Fettverdauung und wird deshalb vor allem beim Genuss besonders fetter Speisen verwendet, wie etwa Gänse- oder Entenbraten. Er wird von Hildegard aber auch zur Behandlung chronischer Verdauungsprobleme empfohlen.

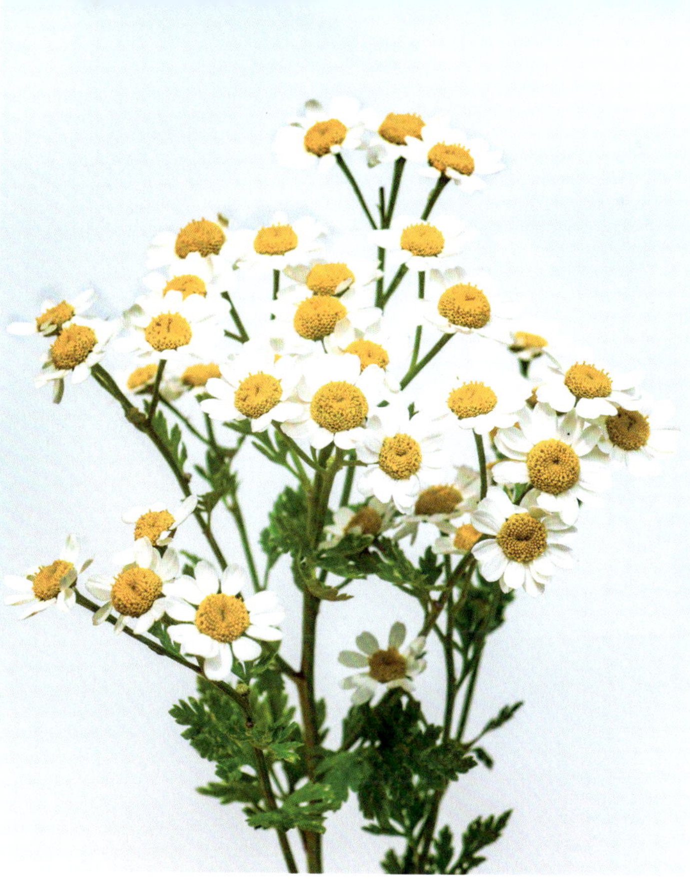

Bertram *(Anacyclus officinarum/pyrethrum)*

Die geheimnisvollste Pflanze der Hildegardis-Kräuterheilkunde ist sicherlich der Bertram. Der Grund: Das von Hildegard gegen allerlei Beschwerden verordnete Gewächs existiert nicht mehr, ist also ausgestorben. Gelegentlich wird vermutet, dass es sich beim Bertram eigentlich um den Estragon gehandelt hat, aber das scheint nicht zu stimmen. Denn es gab bis zum Ende des 19. Jahrhunderts den Deutschen Bertram *(A. officinarum)*, der wegen der medizinischen Wirksamkeit seiner Wurzel angebaut wurde. In den 1890er-Jahren verliert sich seine Spur in der Region Magdeburg. Seitdem ist die Pflanze verschwunden. Äußerlich ähnelte der Korbblütler stark der Kamille. Vielleicht ist wegen der Verwechslungsgefahr das Verschwinden der Bertrams zunächst gar nicht bemerkt worden. Wahrscheinlich handelte es sich beim Deutschen Bertram der Hildegard von Bingen um eine Kulturform des Mehrjährigen Bertrams *(A. pyrethrum)*, der in den westlichen Mittelmeerländern vorkommt und in Spanien und Marokko auch heute noch als Heilpflanze angebaut wird. Hildegard empfahl den Bertram zur allgemeinen Stärkung von Körper und Geist sowie speziell bei Verdauungsbeschwerden, Erkältungskrankheiten und Augenleiden. Die gemahlene Wurzel des heutigen Bertrams ist ein scharfes Gewürz, das gelegentlich auch in Kräuterlikören verwendet wird. Neben dem Alkaloid Pyrethrin enthält die Bertramwurzel ätherische Öle und das Polysaccharid Insulin. Man verwendet Bertram zur Verbesserung der Verdauung, bei Blutarmut und unterstützend bei Diabetes. Man kocht 1-3 Messerspitzen Bertrampulver in Suppen, Soßen oder Getreidegerichten mit oder streut es vor dem Servieren darüber. Man kann auch sehr gut Brote damit bestreuen. Als Pulver kann man Bertram längere Zeit aufbewahren. Im Garten macht sich die niedrige, kriechend sich ausbreitende und sehr anspruchslose Pflanze mit ihrer kräftigen Pfahlwurzel am besten an einem sehr sonnigen und trockenen Platz im Steingarten.

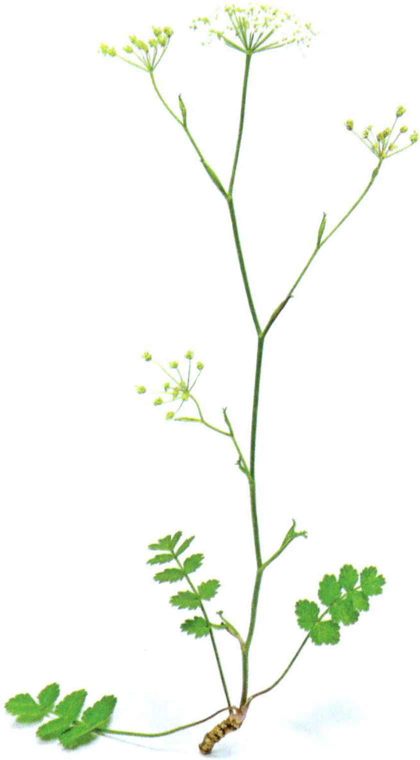

Bibernelle *(Pimpinella major)*

Bis zu 1 m große mehrjährige Staudenpflanze mit kantig gefurchten Stängeln und gefiederten Blättern. Der Stängel entspringt einer Rosette von grundständigen Blättern. Die Blüte erscheint im Juni und dauert bis in den September hinein. Die winzigen weißen Einzelblüten sitzen zahlreich in doldenähnlichen Blütenständen. Im Garten benötigt die Bibernelle fette, nährstoffreiche Böden an sonnigen Standorten. In Hildegards Kräuterheilkunde verwendet man ihren Wurzelstock und die Wurzeln, die reich an ätherischen Ölen sind. Sie werden als Gemüse oder Salat zubereitet sowie getrocknet und pulverisiert als Tee und Gurgelmittel verabreicht. Das Haupteinsatzgebiet sind Hals- und Bronchialerkrankungen.

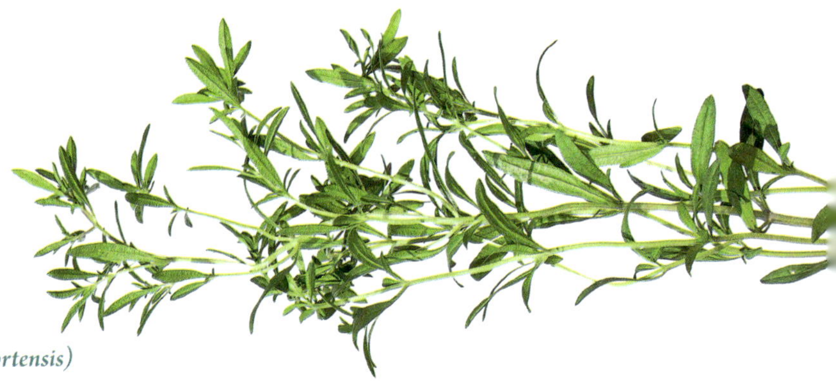

Bohnenkraut *(Satureja hortensis)*

Einjährige, nicht winterharte Gewürzpflanze mit rundlichen Blättern. Das Bohnenkraut wird ca. 45 cm hoch. Im Spätsommer erscheinen helllila bis weiße kleine Blüten. Die Blütezeit dauert mehrere Wochen. Das Bohnenkraut wird im Freiland erst ab Mai ausgesät, wenn die Gefahr nächtlicher Spätfröste weitgehend gebannt scheint. Unter Glas gezogene Jungpflanzen werden im Abstand von 20 cm ins Freilandbeet gesetzt. Bohnenkraut gedeiht bestens in nährstoffarmer Erde mit gutem Wasserabzug. Geerntet werden Blätter und Triebe. Hildegard von Bingen verwendet sie als verdauungsförderndes Gewürz an Fleischgerichten und vor allem mit Hülsenfrüchten. Pulverisiert und mit ebenfalls pulverisiertem Kümmel und Salbei in Honig beigemischt wird es zur Vorbeugung von Gicht, Rheuma und der Parkinsonschen Krankheit empfohlen. Zudem verwendet man es bei Herz-Kreislauf-Erkrankungen und Stimmungsschwankungen.

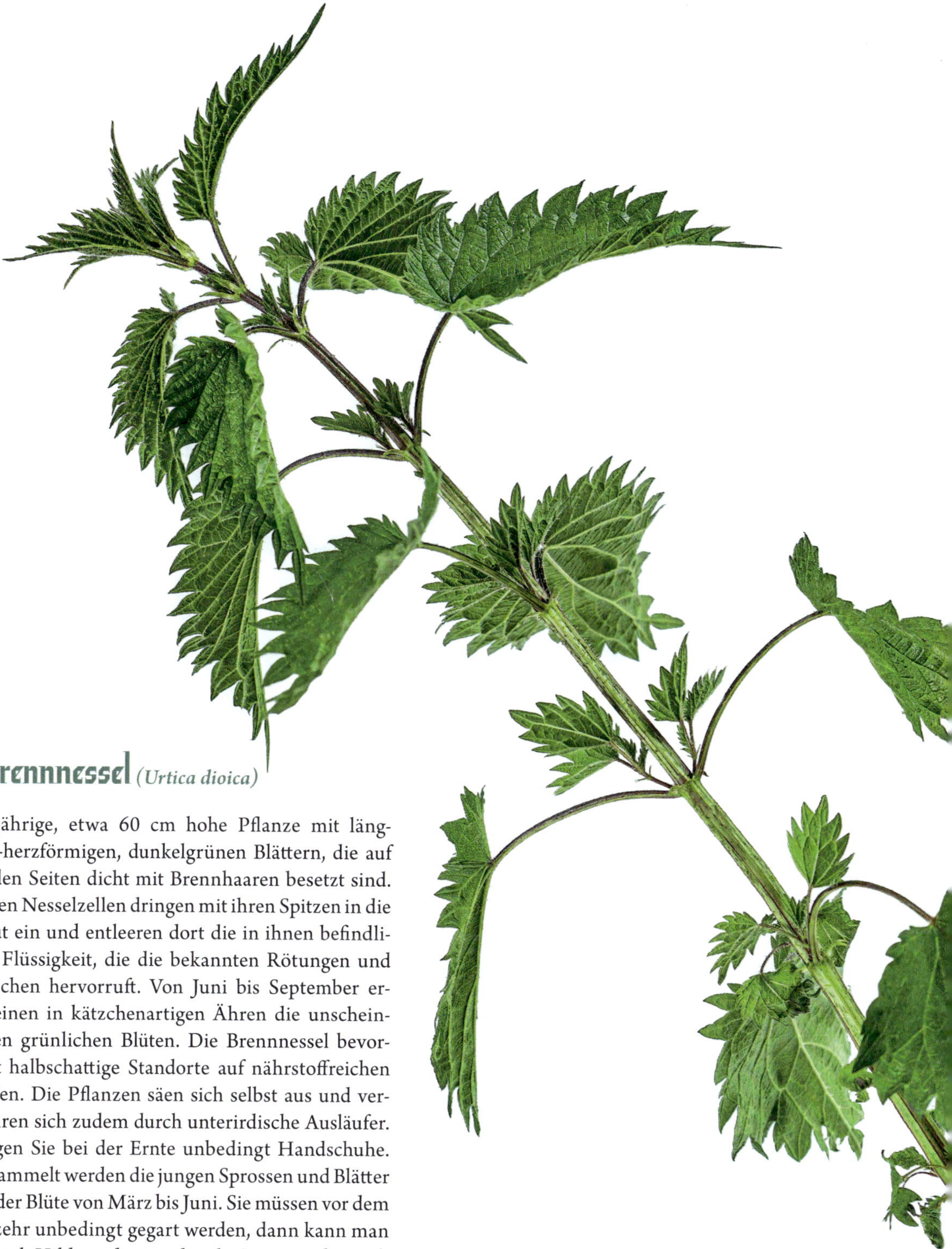

Brennnessel *(Urtica dioica)*

Einjährige, etwa 60 cm hohe Pflanze mit länglich-herzförmigen, dunkelgrünen Blättern, die auf beiden Seiten dicht mit Brennhaaren besetzt sind. Deren Nesselzellen dringen mit ihren Spitzen in die Haut ein und entleeren dort die in ihnen befindliche Flüssigkeit, die die bekannten Rötungen und Bläschen hervorruft. Von Juni bis September erscheinen in kätzchenartigen Ähren die unscheinbaren grünlichen Blüten. Die Brennnessel bevorzugt halbschattige Standorte auf nährstoffreichen Böden. Die Pflanzen säen sich selbst aus und vermehren sich zudem durch unterirdische Ausläufer. Tragen Sie bei der Ernte unbedingt Handschuhe. Gesammelt werden die jungen Sprossen und Blätter vor der Blüte von März bis Juni. Sie müssen vor dem Verzehr unbedingt gegart werden, dann kann man sie nach Hildegard entweder als Gewürz oder auch als Salat und als Gemüse hervorragend zur Blutreinigung und gegen Magenbeschwerden einsetzen.

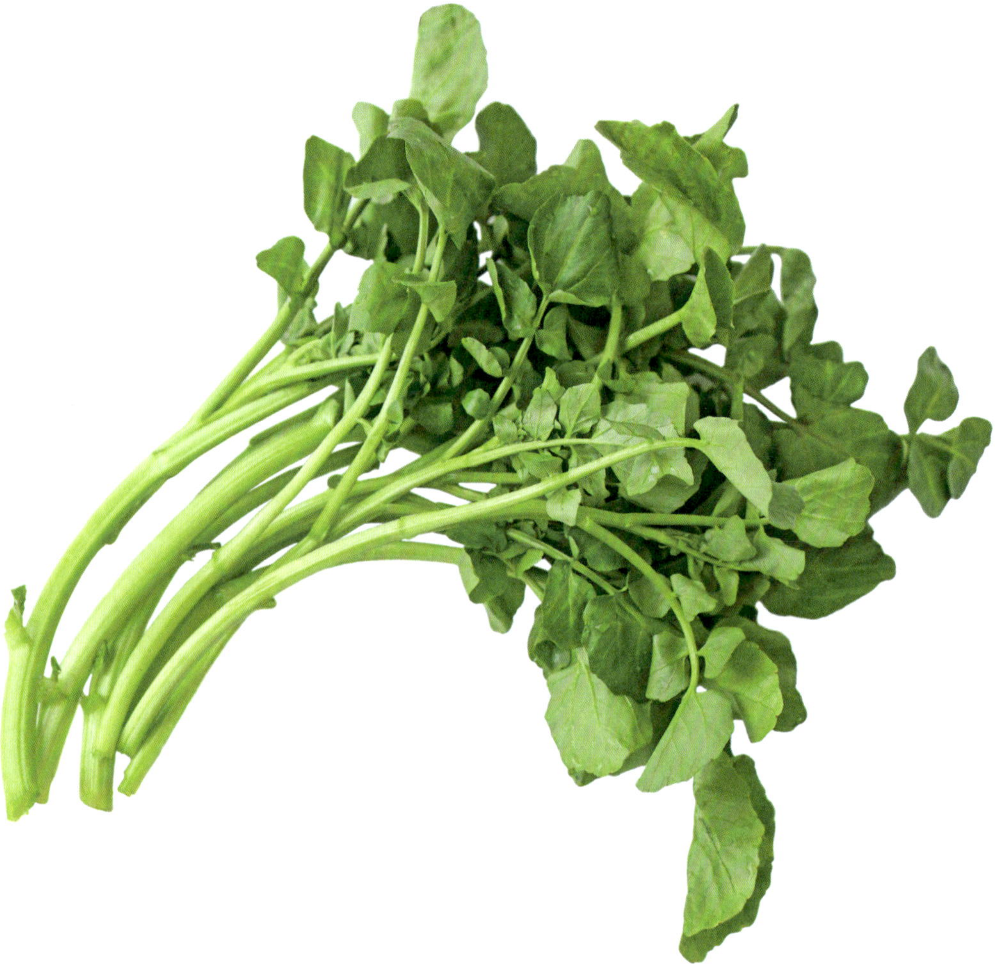

Brunnenkresse *(Nasturtium officinalis)*

30–90 cm große, mehrjährige Pflanze mit kleinen, weißen Blüten mit gelben Staubgefäßen, die endständig in einer Scheindolde angeordnet sind. Die Blüten erscheinen im Mai und bleiben bis zum September. Brunnenkresse wächst an Land nur auf gleichmäßig sehr feuchten Wiesen, ansonsten ausschließlich als Wasserpflanze in sauberen, im Winter nicht vereisenden Fließgewässern. Hier kann sie großflächige Bestände bilden. Am Gewässergrund breitet sich die Brunnenkresse kriechend aus, wobei die Stängel durch zahlreiche kleine Wurzeln im Boden verankert werden. Bei Vorhandensein ausreichender Gegebenheiten kann man Brunnenkresse auch selbst anbauen. Wenn man sie als Topfpflanze ziehen will, muss man viel Kompost verwenden und den Topf in eine Schale mit täglich zu erneuerndem Wasser stellen. Zum Ende des Winters und im Frühjahr werden die Triebspitzen geerntet, die Blätter ganzjährig nach Bedarf. Bedenken Sie bitte, dass die Brunnenkresse während der Blütezeit sehr scharf schmeckt. Sammeln Sie Brunnenkresse niemals in verschmutzten Gewässern, da die Schadstoffkonzentration in den Pflanzen dann viel zu hoch ist. Brunnenkresse wird immer frisch verwendet und sollte nur kurz in Öl gedünstet werden. Sie schmeckt zu Salaten, Suppen, Soßen, Eierspeisen, Quark und Bratkartoffeln. Hildegard empfiehlt Brunnenkresse vor allem Menschen mit Verdauungsschwäche und Stoffwechselproblemen.

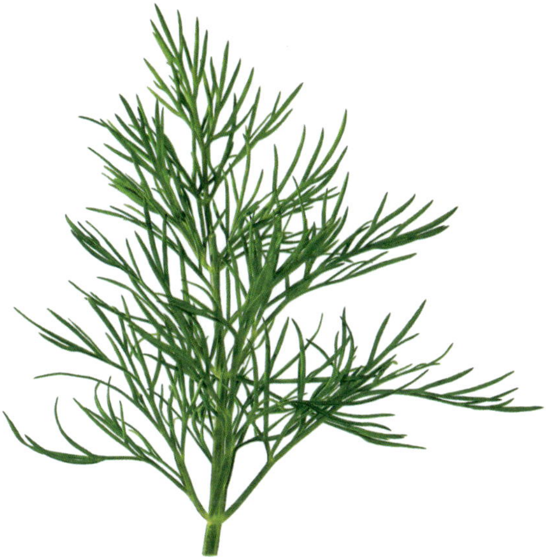

Dill *(Anethum graveolens)*

Einjährige, ca. 1 m hohe Pflanze mit mehrfach gefiederten Blättern. Die Blüten sind klein und gelblich und stehen in flachen, doldenartigen Trauben. Sie erscheinen von Juni bis August. Dill ist anspruchslos, sät sich selbst aus und gedeiht an sonnigen Standorten auch auf kargen, trockenen Böden. In heißen Sommern wächst Dill besonders schnell. Vor zu starkem Windeinfall sollte er geschützt werden. Dillblätter können bereits geerntet werden, wenn die Pflanze erst 25-30 cm hoch gewachsen ist. Zum Einlegen von Gurken wird das blühende Dillkraut benötigt, das bei trockenem Wetter geschnitten werden muss. Hildegard warnt vor dem Genuss von rohem Dill und empfiehlt Soßen mit gekochtem Dill als Unterstützung gegen Rheuma.

Diptam *(Dictamnus albus)*

Die mehrjährige Staudenpflanze gehört zu den Rautengewächsen und ist ein enger Verwandter der Zitrusgewächse. Sie wird bis zu 100 cm hoch und trägt unpaarig gefiederte Blätter. Die bis zu 5 cm großen Blüten sind rosa und erscheinen von Mai bis Juni. Sie sitzen in auffälligen, langen Blütenständen und verströmen einen sehr intensiven Zitrusduft. Diptam benötigt viel Sonne und Wärme und gedeiht wild nur in der Südhälfte Deutschlands. Im Garten sollte man einen besonders geschützten und bevorzugten Standort auswählen. Getrocknet und pulverisiert hilft Diptam nach Hildegard bei der Normalisierung erhöhter Blutfettwerte und beugt Arteriosklerose vor.

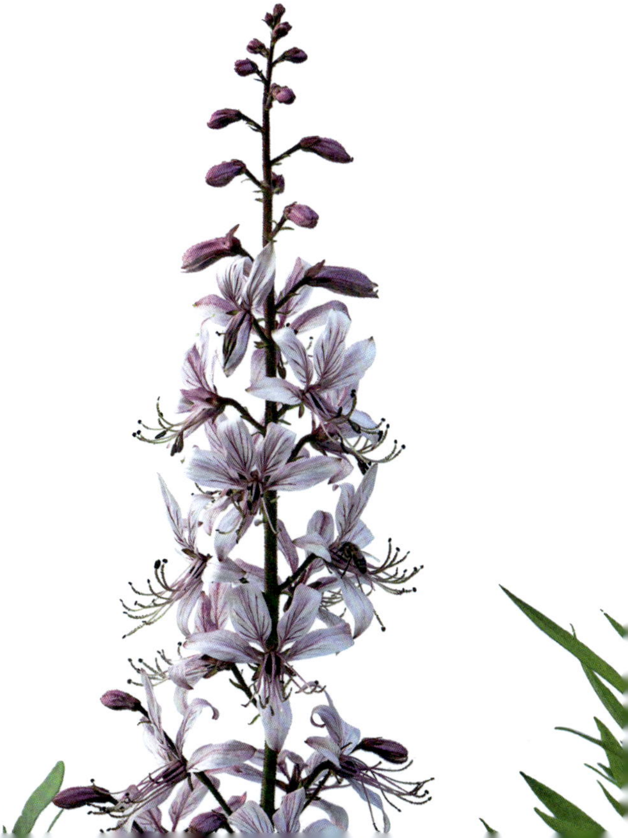

Gelber Enzian *(Gentiana lutea)*

Die mehrjährige Pflanze wird bis zu 100 cm hoch. Sie trägt bis zu 30 cm lange, gegenständig angeordnete Blätter, die an den Blattscheiden miteinander verwachsen sind. Die gelben Blüten sitzen in den Blattachseln. Sie erscheinen von Juni bis August. Wild wächst die Pflanze heute nur noch ganz vereinzelt in Mittelgebirgen, etwas häufiger im Hochgebirge. Achtung: Gelber Enzian ist ganzjährig streng geschützt. Im Garten benötigt er einen sonnigen Standort auf sehr magerem, trockenem Boden. In der Hildegardis-Kräuterheilkunde wird die Wurzel verwendet, die außerordentlich intensive Bitterstoffe enthält. Man pulverisiert die getrocknete Wurzel und nimmt 1-3 Messerspitzen täglich mit den Mahlzeiten gegen Herz- und Magenbeschwerden ein.

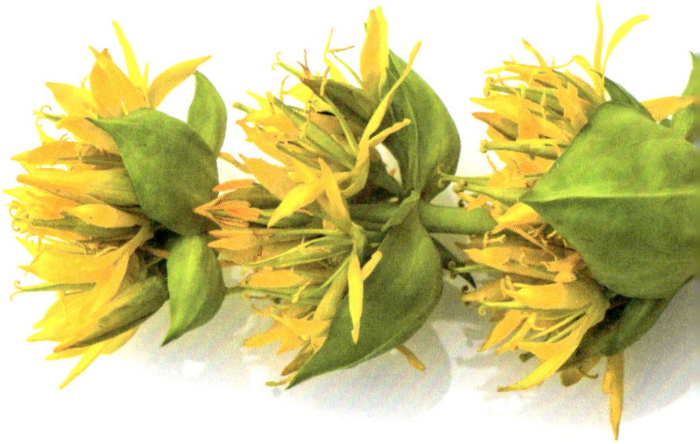

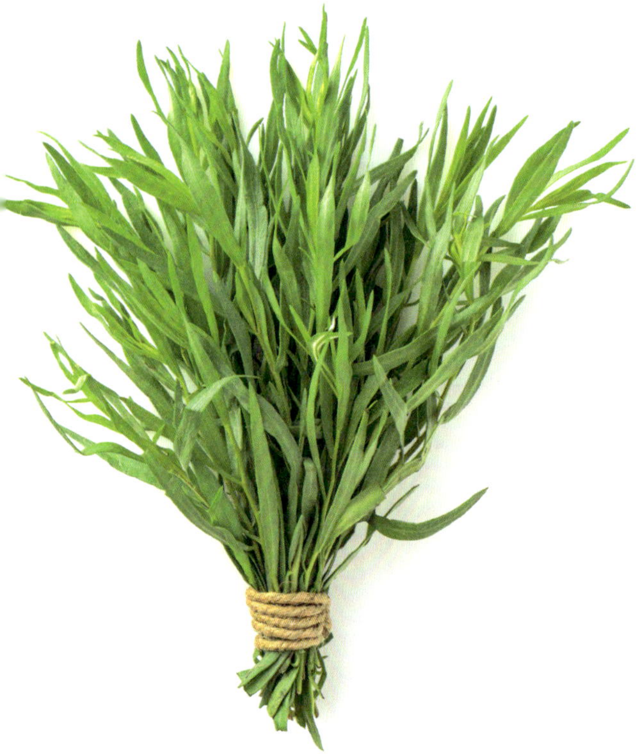

Estragon *(Artemisia dracunculus)*

Mehrjährige, bis 150 cm hohe Kräuterpflanze mit senkrecht stehenden, buschig verzweigten Stängeln und länglichen, dunkelgrünen Blättern. Die grüngelben, unscheinbaren Blüten erscheinen in lockeren Trauben ab Juli. Samen werden ab April unter Glas in lockere, feuchte, kalkhaltige und humusreiche Erde gesät. Die Jungpflanzen werden im Abstand von 40 cm ins Freilandbeet gesetzt. Estragon benötigt einen sonnigen Standort und muss gegen kalten Wind geschützt werden. Estragon-Pflanzen sollten spätestens nach 3-4 Jahren geteilt und umgesetzt werden, da sie dann stark nachlassen. Man erntet Blätter und Triebspitzen und verwendet sie getrocknet als äußerst delikates Gewürzkraut. Außerdem gilt Estragon als harntreibend, verdauungs- und menstruationsfördernd. Er soll auch gegen Wurmbefall helfen. Die getrockneten Wurzeln kann man gegen Zahnschmerzen einsetzen. Auch wenn zu Hildegard von Bingens Zeiten der Estragon auch als Bertram bekannt war, handelt es sich wohl nicht um die Heilpflanze, die Hildegard als Bertram beschrieb.

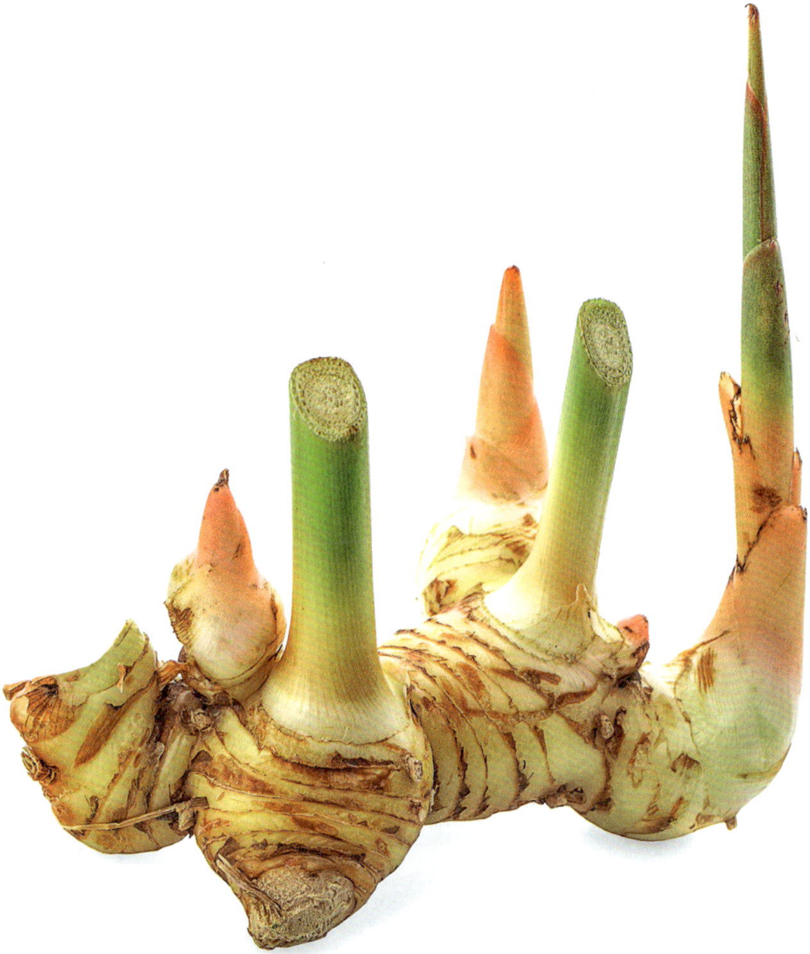

Galgant *(Alpinia officinarum)*

Galgant kommt aus Südchina, Indonesien und Indien und ist eine Pflanze aus der Familie der Ingwergewächse. Man verwendet die Wurzel, die vermutlich bereits im Frühen Mittelalter nach Europa gelangte. Sie enthält scharf schmeckende Aromen und starke ätherische Öle und kann helfen, Krämpfe zu lösen, die Verdauung zu verbessern und die Folgen von Stress zu lindern. Zudem wirkt Galgant schmerzlindernd. Die Hauptbedeutung liegt aber wohl in der außerordentlich wohltuenden Wirkung, die Galgant auf das Herz ausübt. Deshalb wendet man ihn außer bei Kopfschmerzen vor allem bei Herzbeschwerden bis hin zu Angina pectoris an. Galgant hilft Herzinfarkte zu vermeiden. In dieser Hinsicht wird ihm eine ebenso große Heilkraft zugeschrieben wie den üblichen Nitroglycerinpräparaten, ohne allerdings deren unangenehme Nebenwirkungen zu entfachen. Für diese Anwendung ist Galgant auch konzentriert in Tablettenform erhältlich. Zudem kann er Verkrampfungen im Verdauungsbereich lösen sowie Monatsbeschwerden bei Frauen und allgemein Schwächezustände lindern. Man gibt 1-3 Messerspitzen Galgantpulver ins Essen und erhält zudem eine pikante Würze. Darüber hinaus empfiehlt Hildegard von Bingen Galgantwein gegen Fieber und Schmerzen. Schließlich ist der Galgant auch Bestandteil von Hildegards Ingwer-Mischpulver.

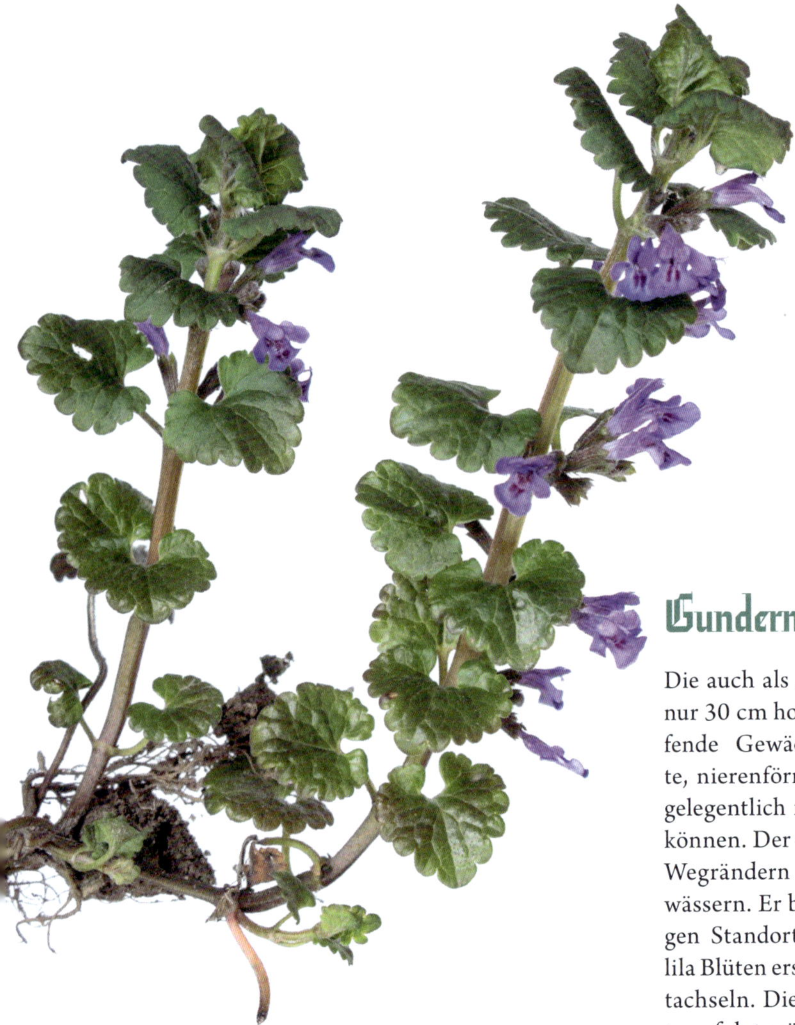

Gundermann *(Glechoma hederacea)*

Die auch als „Gundelrebe“ bekannte Pflanze wird nur 30 cm hoch. Das in der Natur häufig anzutreffende Gewächs trägt gegenständig angeordnete, nierenförmige, randseitig gekerbte Blätter, die gelegentlich rötlich oder bräunlich überfärbt sein können. Der Gundermann stammt von Wald- und Wegrändern sowie aus dem Uferbereich von Gewässern. Er benötigt im Garten einen halbschattigen Standort auf nährstoffreichem Boden. Seine lila Blüten erscheinen bereits im März aus den Blattachseln. Die Blüte dauert bis zum Mai. Die Ernte erfolgt während der Blüte. Fein gewiegt kann Gundermann den Speisen zugesetzt werden. Man kann aber auch gut ein Vollbad mit Gundermann bereiten. Beides wird bei andauernder Kraftlosigkeit empfohlen, besonders im Alter. Zudem empfiehlt Hildegard einen Aufguss aus Gundermann aufgrund seiner entzündungshemmenden sowie schleimlösenden Wirkung bei Lungen- und Halskrankheiten sowie bei Ohrenentzündungen. Auch Zahnschmerzen können gelindert werden. Außerdem hilft Gundermann gegen Ohrengeräusche, Schwindel und Frühjahrsmüdigkeit.

Ingwer *(Zingiber officinale)*

Der Ingwer ist eine Pflanze aus Südostasien. Die mehrjährige Staude wächst schilfartig und wird heute von Indien über China bis Japan und darüber hinaus in Australien, Südamerika und Westafrika angebaut. Man verwendet das Rhizom der Pflanze, eine Art unterirdisches Zentralorgan, das landläufig als Wurzel bezeichnet wird. Die Ingwer-Wurzel war bereits in der Antike im Mittelmeerraum bekannt und kam im frühen 9. Jahrhundert über die Alpen nach Mitteleuropa. Ingwer ist in geringem Maße psychoaktiv. Angeblich unterdrückt er in der menschlichen Psyche die rationale Seite und stärkt die emotionale. Deshalb empfiehlt Hildegard, den Ingwer immer nur in kleinen Mengen zu verwenden. Sein Heilwert besteht darin, unter Kraftlosigkeit leidende Menschen zu stärken. Als Ingwer-Mischpulver wird Ingwer mit Galgant und Zitwer gemischt und wirkt gegen Augenleiden, Verstopfungen und Koliken. Heute kennt man zudem die schleimlösende Wirkung des Ingwers bei Erkältungskrankheiten und weiß um die entzündungshemmende und schmerstillende Wirkung bei Arthrose und Rheuma. Neuerdings gibt es vom Ingwer auch Sorten, die bei unter unseren heimischen klimatischen Bedingungen gedeihen. In die privaten Gärten haben diese Pflanzen aber bisher noch keinen Einzug gehalten.

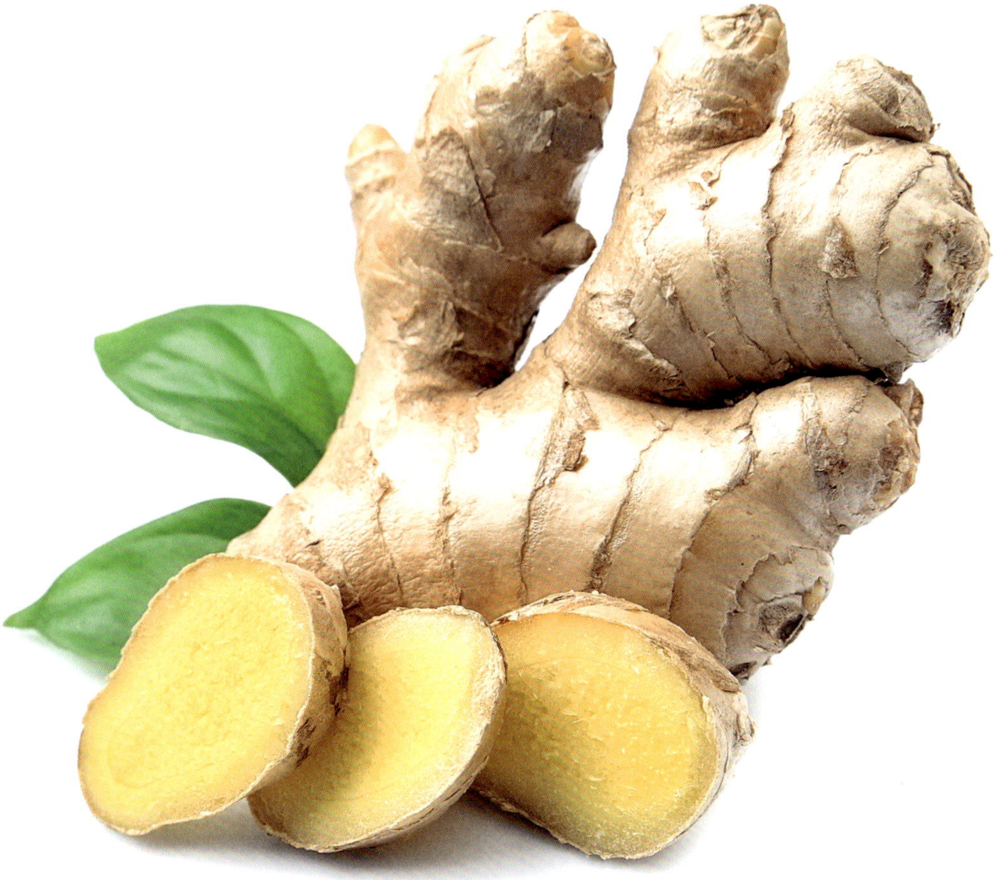

Kerbel *(Anthriscus cerefolium)*

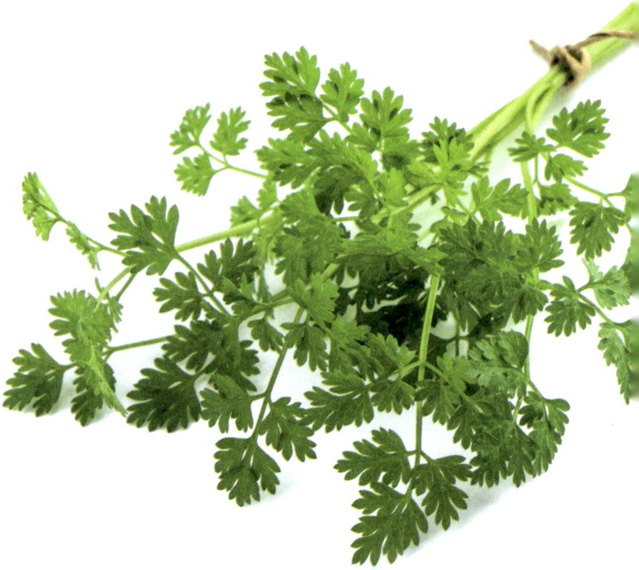

Die einjährige Pflanze erreicht eine Höhe von bis zu 60 cm und trägt hellgrüne gefiederte Blätter, die sich zum Zeitpunkt der Samenreife rosa bis rot einfärben können. Den Sommer über blüht Kerbel mit kleinen weißen Blüten, die in Dolden angeordnet sind. Kerbel bevorzugt feuchte, nährstoffreiche Böden und halbschattige Standorte. Die Samen werden im April unter Glas ausgesät. Die jungen Pflänzchen werden dann ab Ende Mai im Abstand von 20 cm ins Freilandbeet gesetzt. Danach sollte Kerbel nicht mehr umgesetzt werden. 6 Wochen nach dem Keimen kann man die ersten Blätter enten. Getrocknet werden sie zahlreichen Speisen zugegeben. Hildegard von Bingen empfiehlt den Kerbel aber weniger als Gewürz denn vielmehr als Heilkraut. Innerlich soll er mit Wein vermischt eingenommen werden und hilft dann gegen „Bruchwunden der Eingeweide“. Ansonsten empfiehlt sie ihn nur äußerlich gegen Hautkrankheiten und Geschwüre.

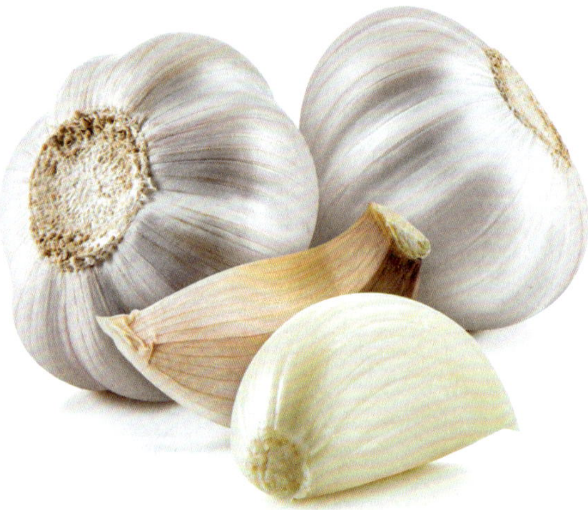

Knoblauch *(Allium sativum)*

Bekanntes Zwiebelgewächs mit breiten, grasartigen Blättern an einem kräftigen, bis zu 50 cm hohen Blütenstängel. Die Knoblauchknolle besteht aus mehreren Zwiebeln („Zehen“), die von einer weißlichen Haut eingehüllt sind. Von Juli bis August blüht der Knoblauch mit weißrosa Blütenköpfchen. Knoblauchzwiebeln werden im Spätsommer und Herbst 5–10 cm tief in nährstoffreiche, einmal im Jahr gut gedüngte Erde gesteckt, Jungpflanzen kommen im Frühjahr ins Frühbeet. In Trockenperioden muss gut gewässert werden. Die Pflanzen sollten alle 3–4 Jahre Geteilt und umgepflanzt werden. Die reifen Knoblauchzwiebeln werden im Spätsommer ausgegraben. Hildegard warnt vor gegartem Knoblauch und empfiehlt ihn roh zur Vitalisierung, Senkung des Blutdrucks und Vorbeugung gegen Arteriosklerose.

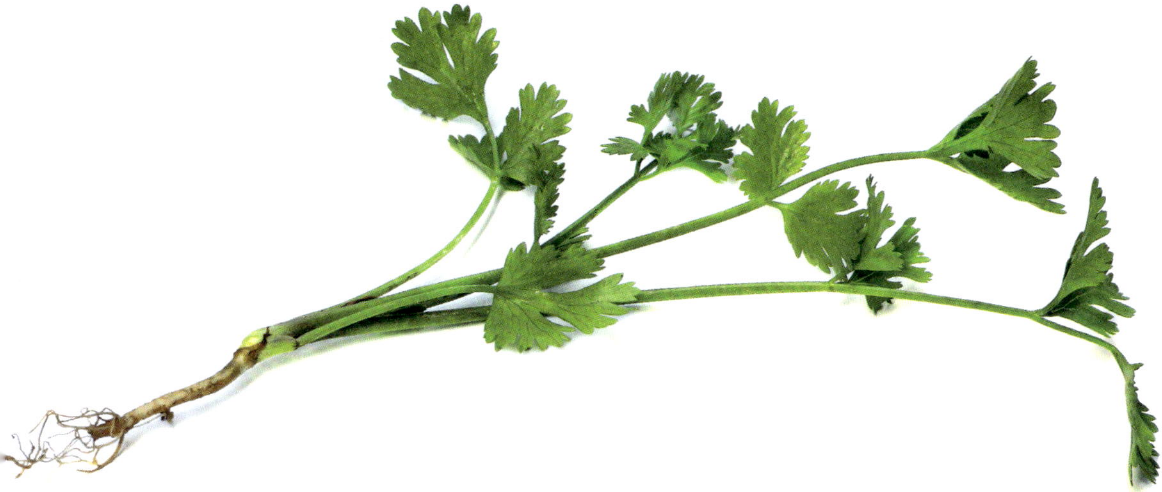

Koriander *(Coreandrum sativum)*

Die einjährige Gewürzpflanze wird bis zu 60 cm hoch. Im Unteren Bereich trägt sie breite, glänzende Blätter, die oberen Blätter sind wie dünne Fäden geformt. Die kleinen rosafarbenen Blüten erscheinen im Hochsommer in Dolden. Die Blätter werden nach Bedarf bis zur Blütezeit geerntet. Sie werden getrocknet zahlreichen Fleischgerichten als Gewürz beigegeben. Der unreife Samen riecht unangenehm, der reife leicht nach Anis. Mit ihm werden Marinaden und Süßspeisen gewürzt. Nach Hildegard von Bingens Kräuterheilkunde hilft Koriander bei der Entgiftung des Körpers.

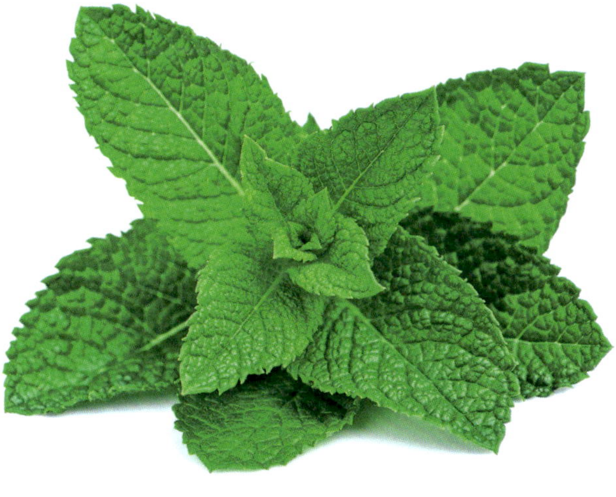

Krause Minze *(Mentha crispa)*

Nach seinen krausen Blättern benanntes Kräutergewächs, bis zu 60 cm hoch. Die mehrjährige Staude wächst auf gut durchfeuchteten Böden an Waldrändern und in Gebüschlandschaften. Sie benötigt im Garten einen halbschattigen Standort und einen nährstoffreichen, feuchten Boden. Die Blütezeit beginnt im August. Die Blätter werden vor dem Beginn der Blüte gesammelt und klein gehackt an Fleisch-, Wild und Fischgerichte sowie Soßen, Suppen und Eintöpfen gegeben. Hildegard empfiehlt Krauseminze bei Magenproblemen und auch bei Verdauungsbeschwerden.

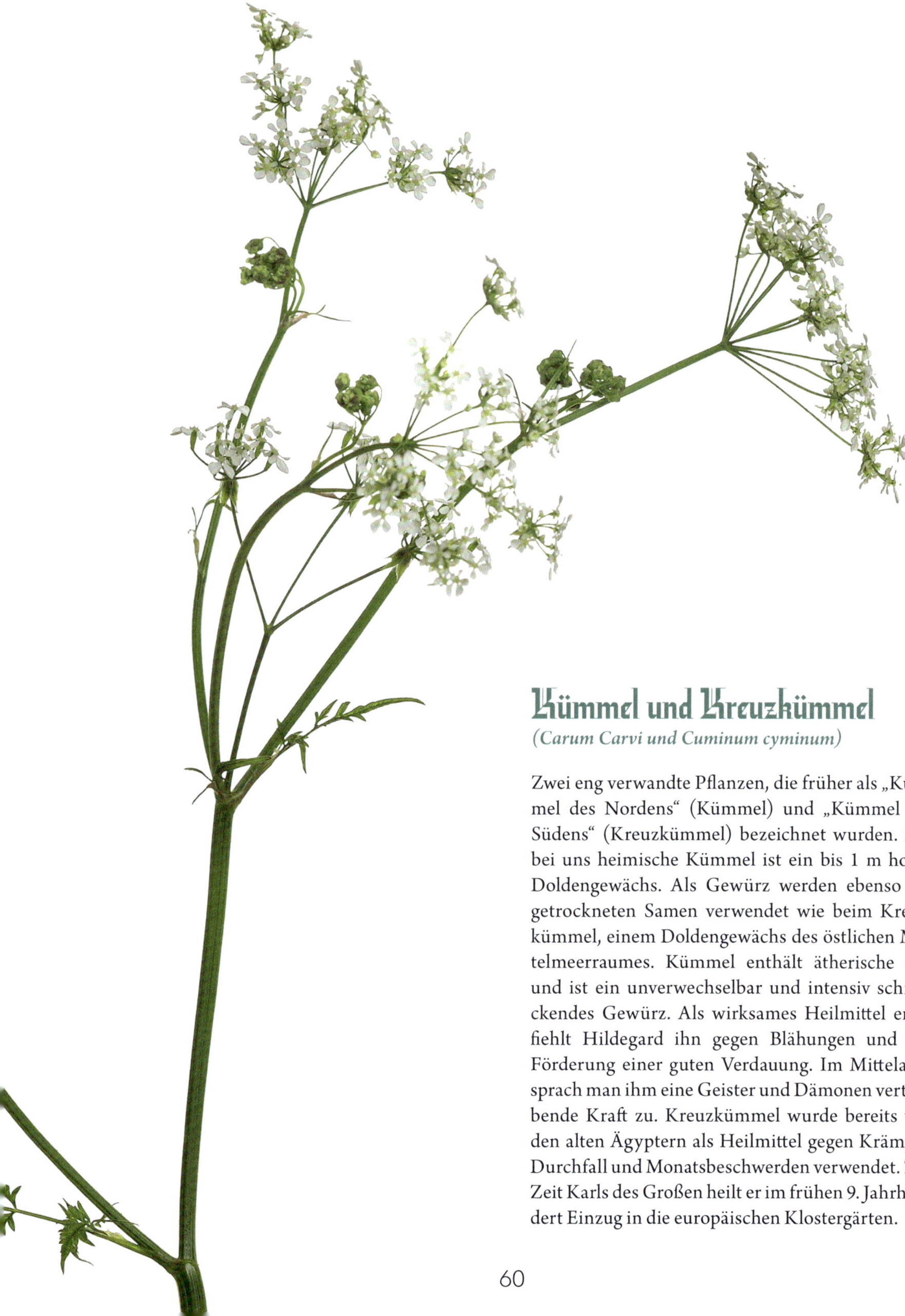

Kümmel und Kreuzkümmel

(Carum Carvi und Cuminum cyminum)

Zwei eng verwandte Pflanzen, die früher als „Kümmel des Nordens“ (Kümmel) und „Kümmel des Südens“ (Kreuzkümmel) bezeichnet wurden. Der bei uns heimische Kümmel ist ein bis 1 m hohes Doldengewächs. Als Gewürz werden ebenso die getrockneten Samen verwendet wie beim Kreuzkümmel, einem Doldengewächs des östlichen Mittelmeerraumes. Kümmel enthält ätherische Öle und ist ein unverwechselbar und intensiv schmeckendes Gewürz. Als wirksames Heilmittel empfiehlt Hildegard ihn gegen Blähungen und zur Förderung einer guten Verdauung. Im Mittelalter sprach man ihm eine Geister und Dämonen vertreibende Kraft zu. Kreuzkümmel wurde bereits von den alten Ägyptern als Heilmittel gegen Krämpfe, Durchfall und Monatsbeschwerden verwendet. Zur Zeit Karls des Großen heilt er im frühen 9. Jahrhundert Einzug in die europäischen Klostergärten.

Lavendel *(Lavandula angustifolia)*

Der Lavendel stammt ursprünglich von den Küsten des Mittelmeerraums. Dort wächst er wild an trockenen und felsigen Hängen. Heute wird er dort auch großflächig angebaut. Mit Benediktinermönchen gelangte er über die Alpen nach Mitteleuropa. Hier wächst er heute fast ausschließlich in Gärten, aus denen er nur selten ausbricht und verwildert. Die winterharte Staudenpflanze erreicht bei buschigem Wachstum bis 90 cm Höhe. Die holzigen, vielfach verzweigten Triebe tragen gegenständig angeordnete, graugrüne, linealisch geformte Blätter. Zur Blütezeit erscheinen die stark duftenden blauvioletten Blüten an 5 cm langen Ähren.

Im Garten benötigt Lavendel zum guten Gedeihen einen möglichst sonnigen Standort und einen trockenen, leicht kalkhaltigen Boden. Die Blütezeit geht von Juli bis November. Hildegard empfiehlt die Ernte von Blättern und Triebspitzen vor der Blüte. Die Blüte selbst sollte man bis Ende August ernten. Trotz der Winterhärte sollte man in Töpfen und Kübeln gezogenen Lavendel in ein Winterquartier bringen oder gegen Frost abdecken, denn wenn die Wurzeln erst einmal eine Frostschaden haben, wird die Pflanze kränklich und empfindsam gegen allerlei Krankheiten und Schädlinge.

Altbekannt ist die Wirkung der Lavendelblüten im Kleiderschrank gegen Motten. Als Extrakt sollen sie auch den Befall von Kopfläusen verhindern. Getrocknet würzen die Blüten und Blätter des Lavendels Marinaden, Fleisch-, Fisch- und Gemüsegerichte. Als Tee wird Lavendel von Hildegard bei Leber- und Lungenbeschwerden empfohlen. Auch als Zusatz in der Hildegard-Kosmetik kommt Lavendel zum Einsatz. Doch Vorsicht: In zu konzentrierter Form – etwa als Öl – kann Lavendel die Haut auch stark reizen!

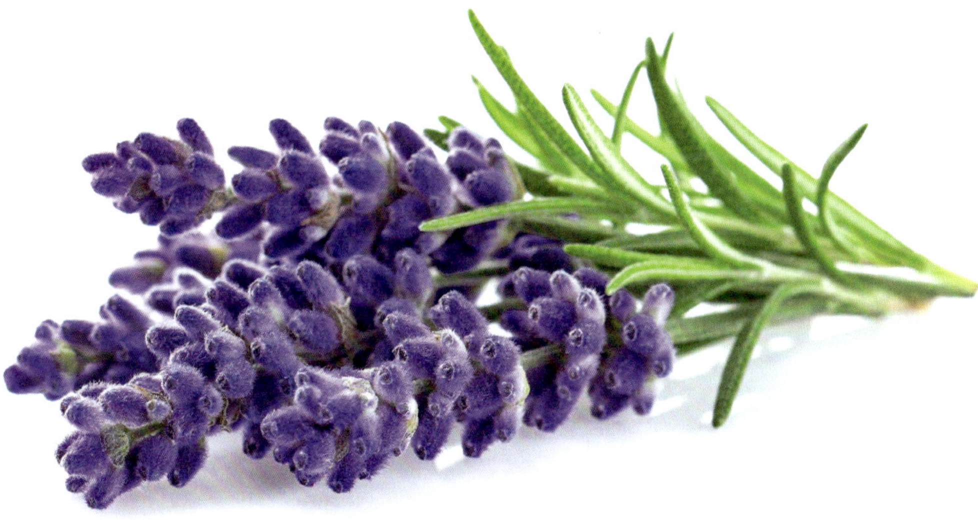

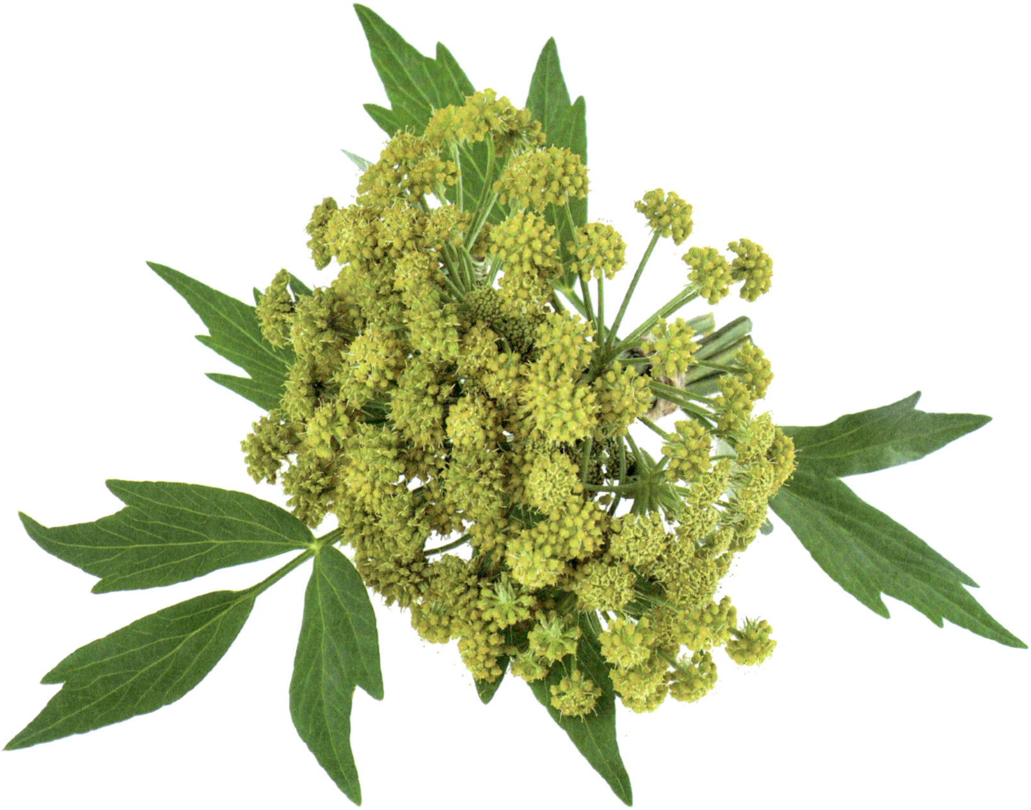

Liebstöckel *(Levisticum officinale)*

Mehrjährige, winterharte Kräuterpflanze, die eine Höhe von 200 cm erreichen kann. Am aufrecht wachsenden Stängel finden sich die bis 60 cm langen dreiteiligen Blätter. Liebstöckel bringt von Juni bis August zahlreiche kleine gelbe Blüten hervor, die in doldenähnlichen Blütenständen angeordnet sind. Auch als Maggikraut bekannt, wurde der Liebstöckel wahrscheinlich zu Lebzeiten Hildegards aus dem persischen Raum nach Europa in den Mittelmeerraum und von dort auch nach Mitteleuropa eingeführt. Hier fand er schnell Eingang in die Klostergärten.
Man sollte die Pflanzen in kleinen Anzuchtbehältern aussäen und erst nach sechs Wochen ins Freiland setzen. Liebstöckel ist nicht sehr anspruchsvoll und gedeiht auch im Halbschatten, besser jedoch an einem sonnigen Standort. Die Pflanzen müssen gelegentlich gedüngt werden. Bei strengem Frost sollte man das Kraut abdecken. Man kann alle Teile der Pflanze verwenden. Die zarten jungen Blättchen werden den ganzen Sommer über geerntet, die Samen nach der Reife im Herbst.
Liebstöckel wird heute wesentlich weniger verwendet als in früheren Jahrhunderten, als es an kaum einer Speise fehlte. Man erntet die Blätter bis zum Erscheinen der Blüte oder die Wurzel im Herbst. Im Mittelalter wurde das Kraut wegen seines starken Dufts als Aphrodisiakum verwendet, mit dem die Frauen die Männer verführen wollten. In der Hildegardis-Küche wird Liebstöckel zu fast allen aromatischen Speisen empfohlen. Als Heilkraut verwendete Hildegard die Blätter des Liebstöckels als Kräutertee bei Unterleibs- und Menstruationsbeschwerden, aber auch bei Husten, Verdauungsbeschwerden und Kopfschmerzen. Wegen seiner Wirkung auf die Gebärmutter dürfen Schwangere Liebstöckel nicht einnehmen.

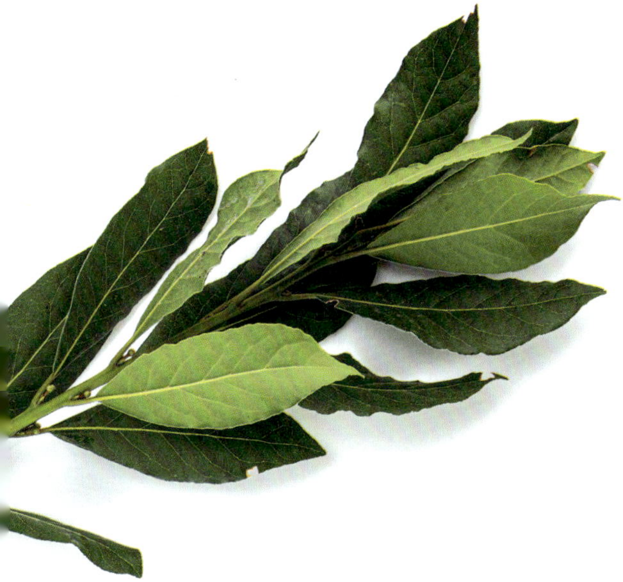

Lorbeer *(Laurus nobilis)*

Der Lorbeerbaum stammt aus Südeuropa. Seine ledrig glänzenden, dunkelgrünen Blätter sind länglich-oval und werden bis zu 10 cm lang. Der Baum blüht von März bis Mai und bringt dabei zahlreiche kleine beigefarbene Blüten mit gelben Staubfäden hervor. Lorbeer benötigt in unseren Breitengraden einen geschützten, sonnigen Standort. Besondere Pflege benötigt das langsam wachsende Gehölz nicht, doch im Winter sollte es geschützt werden. Abgebrochene Triebe und Äste sollten nach Ende des Winters abgeschnitten werden. Die Verwendung der jungen Lorbeerblätter, die getrocknet als Gewürz an Soßen, Marinaden, Suppen, Eintöpfe, Fleisch- und Fischgerichte gegeben werden, ist bekannt. Hildegard empfiehlt darüber hinaus die Bereitung von Lorbeerwein durch das Auskochen von Lorbeerfrüchten in Wein. Dieser soll besonders gut gegen Magen-Darm-Beschwerden helfen.

Meerrettich *(Armoracia rusticana)*

Der Meerrettich ist ein bis zu 2 m hohes, sehr widerstandsfähiges Kreuzblütengewächs. Die mehrjährige Pflanze bildet als Überwinterungsorgan ein langes Rhizom ähnlich einer Pfahlwurzel aus. Diese hoch aromatische Wurzel wird als Gemüse, Gewürz und Heilkraut verwendet. Hildegard von Bingen empfiehlt den Meerrettich nur saisonal begrenzt. Die Saison ist auf das zeitige Frühjahr eingeschränkt, in der die Wurzel weicher und weniger holzig ist als während des restlichen Jahres: „Wenn im März alle Pflanzen grünen, wird auch der Meerrettich weich, aber nur für kurze Zeit. Dann ist er gut für Gesunde und Kräftige, weil er in ihnen die Lebenskraft stärkt. Wenn er aber hart und fest wird, ist er gefährlich, weil er dann keine Heilkraft mehr hat."

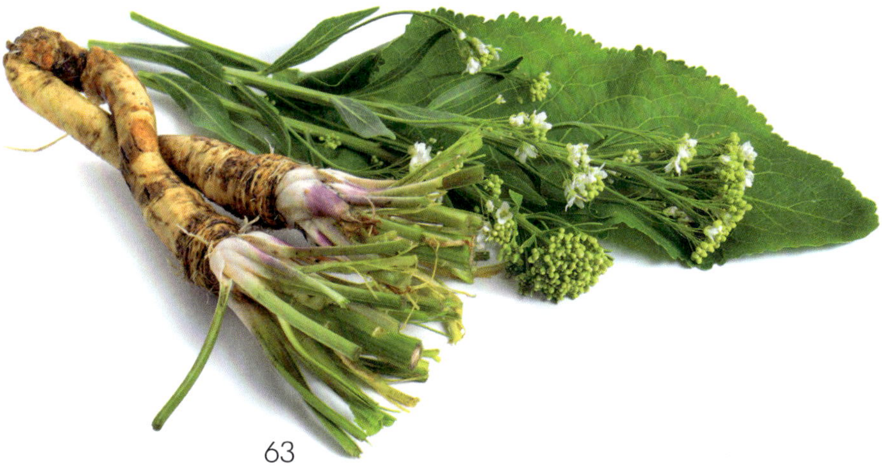

Meisterwurz *(Peucedanum ostruthium)*

Die Meisterwurz ist eine bis 1 m hohe Doldenpflanze des Alpenraumes. Ursprünglich kam sie nur über 1400 m Höhe vor, seit dem Mittelalter wird sie aber auch als Heilpflanze angebaut. Man verwendet die Wurzel in Kräuterlikören und bereitet daraus Pulver, Auszüge und Salben. Hildegard von Bingen empfiehlt Meisterwurz in Wein zerstoßen bei Fieber und in Kombination mit Ingwer bei Verdauungsbeschwerden aller Art. Im Garten benötigt die im Juli und August dekorativ blühende Pflanze viel Sonne, einen trockenen, nicht zu nährstoffreichen Boden und viel Platz, da sich das Gewächs durch unterirdische Ausläufer rasch ausbreitet.

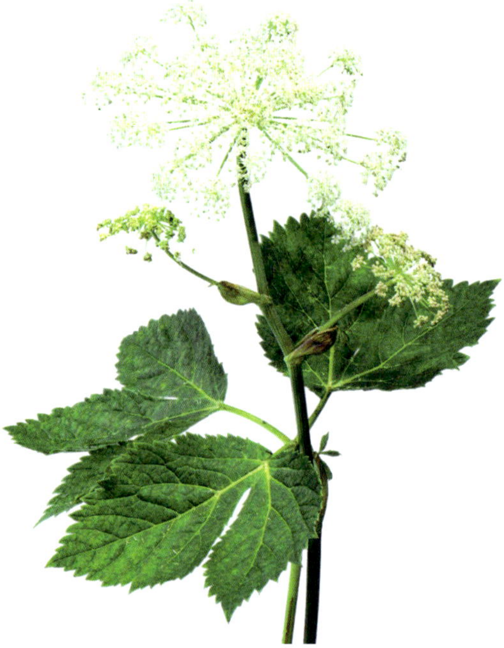

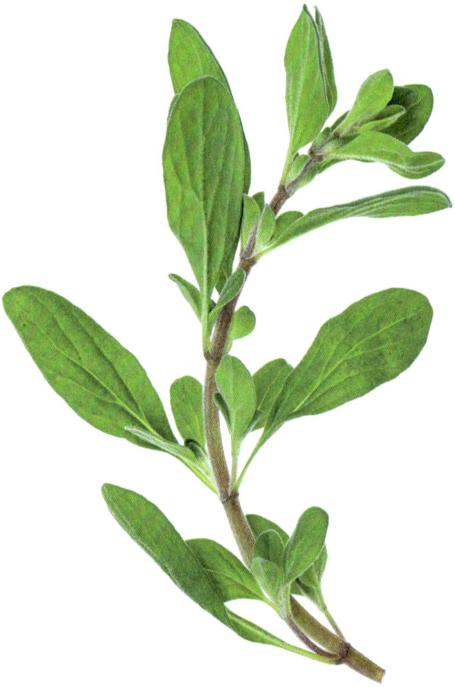

Majoran *(Origanum majorana)*

Die gedrungene, verzweigte Pflanze mit verholzten Stängeln wird bis zu 50 cm hoch. Die gegenständigen Blätter sind graugrün, weich, eiförmig und zwischen 6 und 20 mm lang. Majoran blüht unauffällig von Juni bis September mit rosa oder weißen Blüten. Majoran ist leicht frostempfindlich und sollte zunächst unter Glas gesät und dann erst Mitte bis Ende Mai in nährstoffreiche Erde in sonniger, geschützter Lage in einem Abstand von 20 cm gepflanzt werden. Die Erde muss immer gut gewässert werden. Die beste Tageszeit für die Ernte ist der Morgen und der späte Nachmittag, da die Blätter dann den höchsten Ölgehalt haben. Die Blätter werden frisch oder getrocknet an Fleisch-, Gemüse und Fischgerichte gegeben.

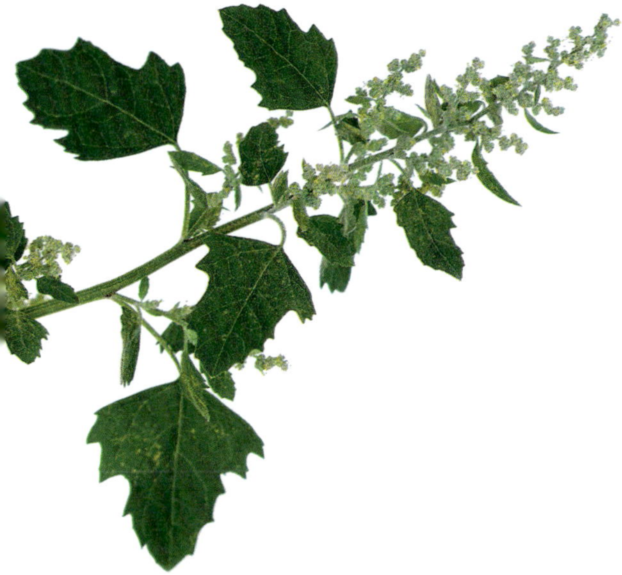

Melde *(Atriplex hortense)*

Über Jahrhunderte als „Spanischer Salat“ in unseren Gärten angebaut, ist die bis 1 m große Melde heute fast völlig verdrängt worden und wird bestenfalls noch als Unkraut angesehen. Die dreieckig-herzförmigen Blätter machen einen mehligen Eindruck. Die einjährige Pflanze stellt keine Ansprüche und gedeiht auf fast allen Böden. Die Blätter werden geerntet und als Salat oder roh verzehrt. In der Hildegardis-Medizin werden sie zur Normalisierung der Verdauung und zur Stärkung des Immunsystems eingesetzt.

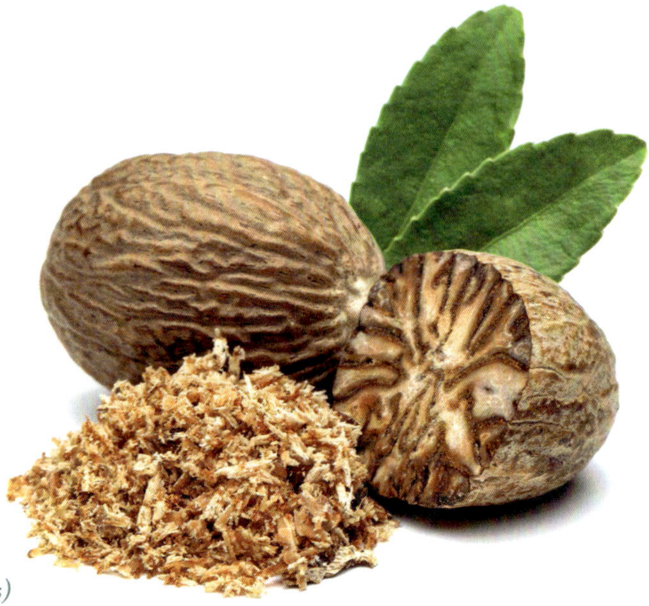

Muskatnuss *(Myristica fragrans)*

Die Muskatnuss ist der Samen des Muskatbaumes, die als Kern einer dem Pfirsich ähnlichen Frucht erscheint. Der Muskatbaum wird 100 Jahre alt, 15 m hoch und stammt ursprünglich von den Molukken („Gewürzinseln“). Heute kultiviert man ihn in weiten Teilen der südostasiatischen Inselwelt sowie in Brasilien. Muskatnüsse hat man bereits in altägyptischen Mumiengräbern gefunden. Die geriebene Muskatnuss ist ein Gewürz, das sehr sparsam eingesetzt wird und zahlreichen Gerichten erst den richtigen „Pfiff“ verleiht. Ihre Heilwirkung bezieht sich laut Hildegard vor allem auf die Behandlung von Depressionen, Vergiftungen, Schwächezuständen und Verdauungsbeschwerden. Bei Überdosierung ist Muskatnuss psychoaktiv und kann leichte Rauschzustände mit Halluzinationen hervorrufen. Bei extremer Überdosierung drohen schwere Vergiftungen bis hin zum Tod.

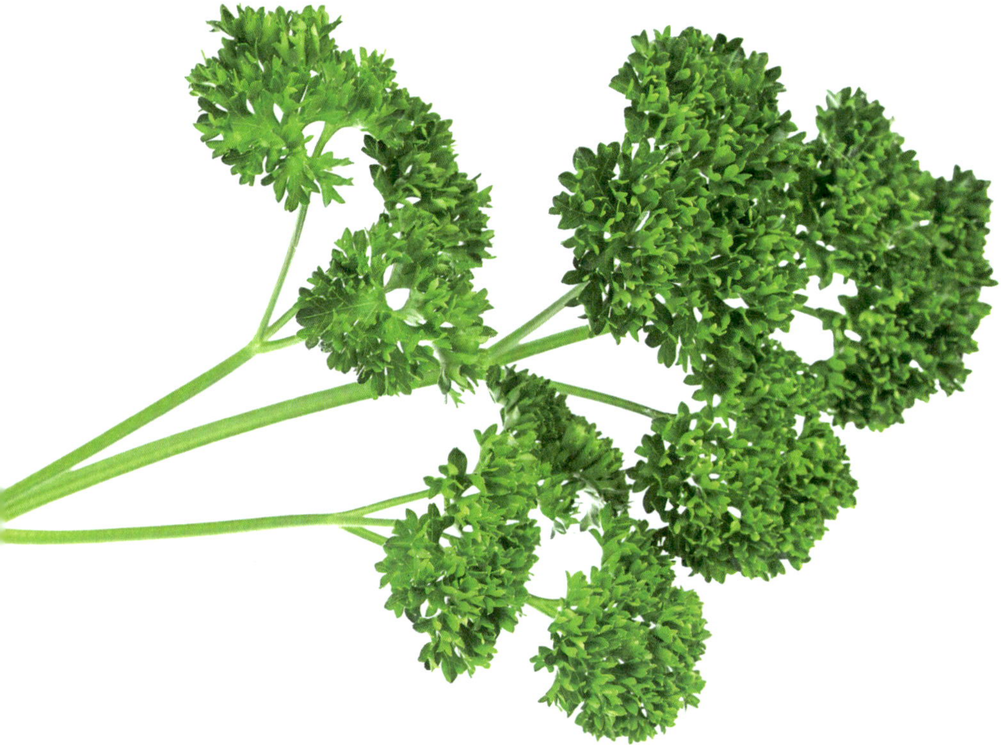

Petersilie *(Petroselium sp.)*

Winterharte, ein- bis zweijährige, bis zu 30 cm hohe Pflanze mit mehrteiligen, glatten oder krausen Blättchen. Petersilie wird im April in einen tiefen, sehr nährstoffreichen Boden in Sonne oder Halbschatten ausgesät. Nach etwa 6 Wochen keimen die Samen. Die jungen Pflanzen werden auf 30 cm ausgedünnt. Petersilie muss stets gut feucht gehalten werden. Die Blätter und Stängel können nach Bedarf den ganzen Sommer über gepflückt werden. Von blühender Petersilie sollte nichts mehr geerntet werden, da die Blätter dann bitter schmecken. Man verwendet Petersilie roh als delikates Gewürzkraut zu fast allen herzhaften Speisen. Petersilie sollte jedoch nicht mitgekocht werden, da sich der würzige Geschmack dann schnell verliert. Die glattblättrige Petersilie ist würziger als die krausblättrige. Ebenfalls sehr aromatisch ist die Petersilienwurzel. Petersilie wird von Hildegard zur Stärkung des Herz-Kreislauf-Systems und bei Fieber empfohlen. Eine günstige Verabreichungsform ist der Petersilien-Honigwein aus in Wein gekochter Petersilie mit Honig.

Pfefferminze *(Mentha piperita)*

Hildegard von Bingen kann die bis 75 cm hohe, mehrjährige Staude nicht gekannt haben, wurde sie doch erst Jahrhunderte nach ihrem Tod am Ende des 17. Jahrhunderts aus der Grünen Minze und der Bachminze neu gezüchtet. Die dunkelgrünen Blätter der Pfefferminze sind gegenständig angeordnet, randseitig stark gezahnt, beidseitig behaart und werden bis zu 8 cm lang. Die jungen Pflänzchen besorgt man sich am besten aus der Gärtnerei und setzt sie im Frühjahr etwa 5 cm tief mit einem Abstand von 20-30 cm in lehmigen Boden. Pfefferminze liebt Sonne und muss regelmäßig gewässert werden. Die Pflanzen sollten alle 3-4 Jahre ausgewechselt werden, um Pilzbefall zu vermeiden. Die Blüten der Pfefferminze sind blauviolett eingefärbt, sie erscheinen ab Juli. Die Blätter werden bis kurz vor Blütebeginn geerntet, und zwar am Morgen oder am späten Nachmittag, wenn ihr Gehalt an ätherischen Ölen am höchsten ist. Pfefferminze wird den Speisen beigegeben oder als Tee verabreicht, insbesondere bei Magenverstimmungen und fiebrigen Erkältungen.

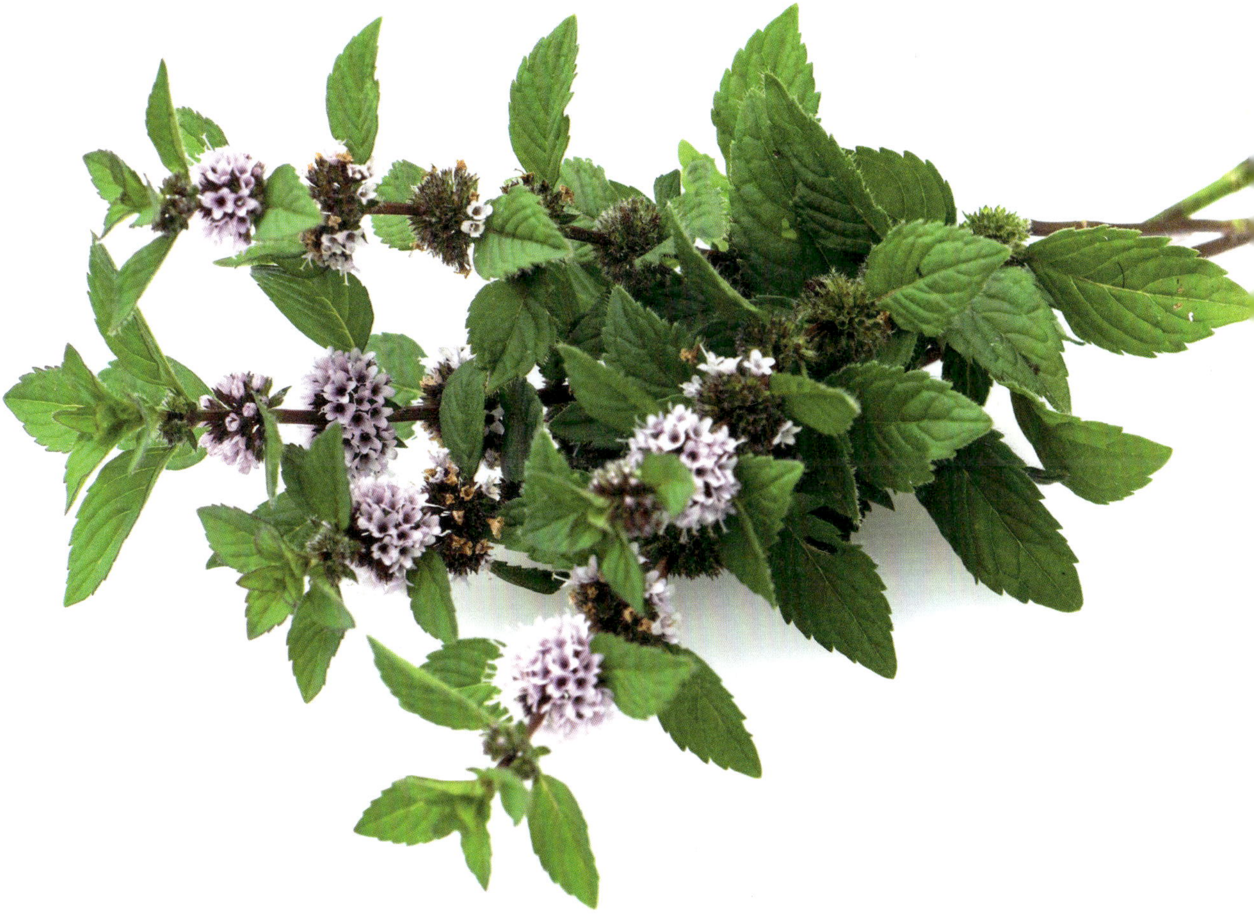

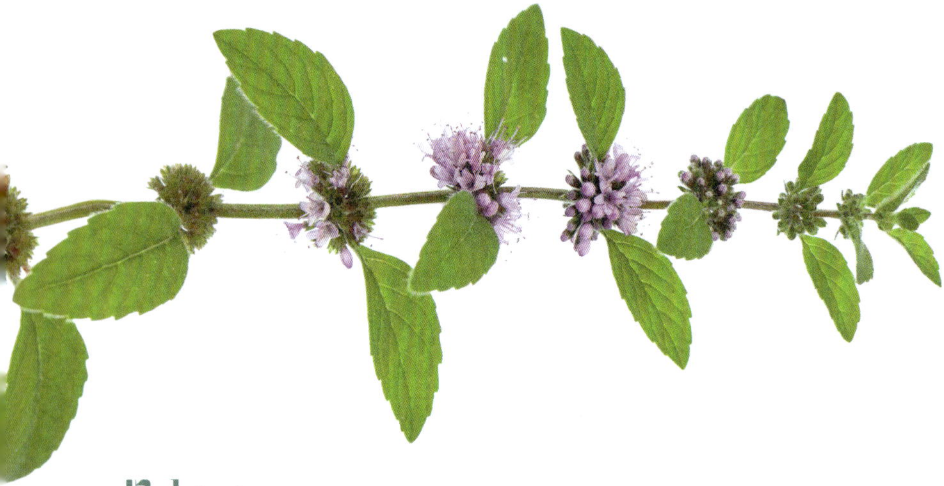

Poleiminze *(Mentha pulegium)*

Mehrjährige Staudenpflanze von niedrigem Wuchs. Die Poleiminze wird rund 15-40 cm hoch. Im oberen Drittel des Stängels und der Triebe sowie in den Blattachseln erscheinen ab Juli zahlreiche Blüten. Im Garten muss die Poleiminze sonnig bis halbschattig stehen und immer gut feucht gehalten werden. Man erntet ihre Blätter und Triebspitzen vor Beginn der Blüte und gibt sie getrocknet an Gemüse- und Fleischgerichte, Soßen und herzhafte Marinaden. Sie wird von Hildegard vor allem bei Magen-, Darm und Gallenbeschwerden empfohlen.

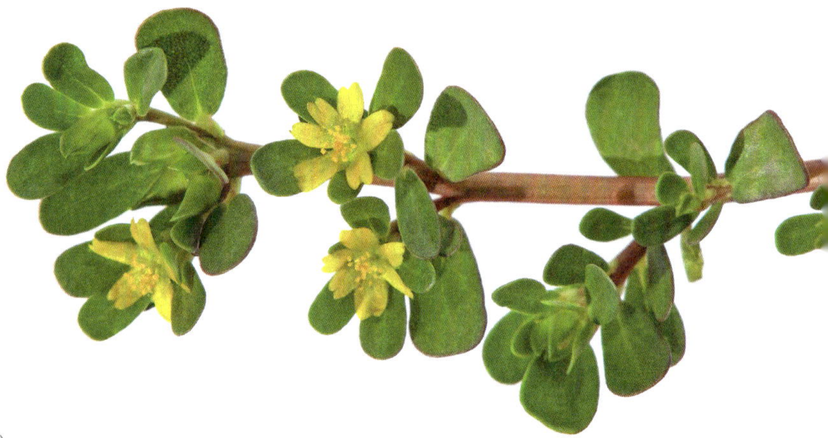

Portulak *(Portulaca oleracea)*

Bis zu 60 cm hohe einjährige Pflanze mit fleischigen, ungestielten ovalen Blättern. Portulak stammt aus dem Orient, ist aber heute um den ganzen Erdball verbreitet. Im Garten bevorzugt Portulak leichte, warme und sandige Böden an geschützten, sonnigen Standorten. Nach dem Ende der Frostgefahr werden Portulaksamen direkt im Freilandbeet ausgesät. Die Pflanzen müssen regelmäßig gewässert werden. Man erntet die Blätter vor Beginn der Blüte im August. Sie werden entweder als Salat zubereitet oder klein geschnitten als Gewürzkraut an Salaten, Suppen, Soßen und Suden verwendet. Portulakblätter nicht zu lange mitkochen, sonst verlieren sie stark an Würzkraft. Unter dem Namen „Burtel" spricht Hildegard von Bingen dem Portulak jegliche Nahrungsqualität und Heilwirkung ab, doch später stellte man fest, dass das Kraut gut gegen Verdauungsbeschwerden hilft.

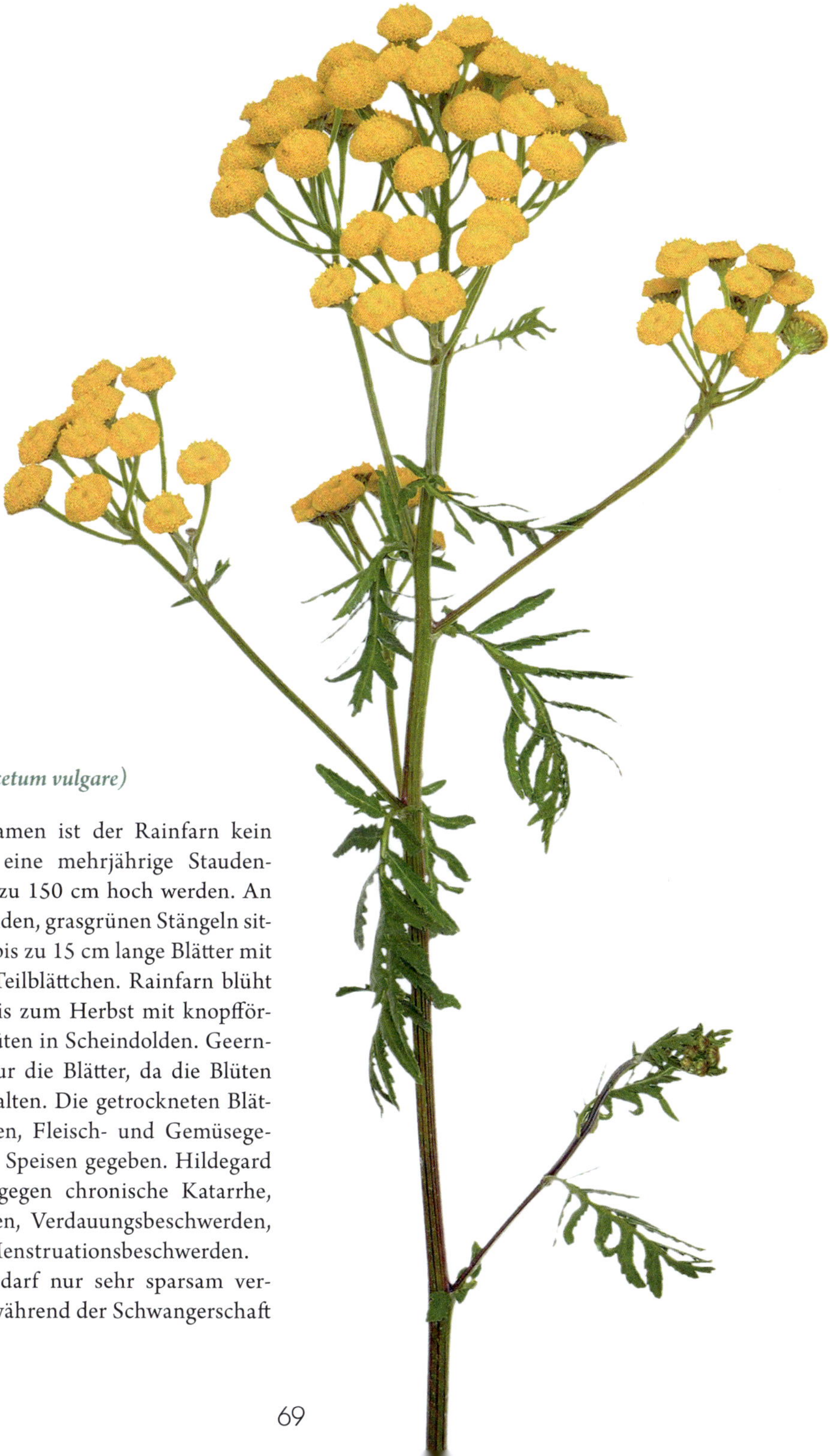

Rainfarn *(Tanacetum vulgare)*

Entgegen seinem Namen ist der Rainfarn kein Farnkraut, sondern eine mehrjährige Staudenpflanze. Er kann bis zu 150 cm hoch werden. An den aufrecht wachsenden, grasgrünen Stängeln sitzen stark gefiederte, bis zu 15 cm lange Blätter mit sehr stark gesägten Teilblättchen. Rainfarn blüht vom Hochsommer bis zum Herbst mit knopfförmigen, hellgelben Blüten in Scheindolden. Geerntet werden dürfen nur die Blätter, da die Blüten ein starkes Gift enthalten. Die getrockneten Blätter werden an Suppen, Fleisch- und Gemüsegerichte sowie sonstige Speisen gegeben. Hildegard empfiehlt Rainfarn gegen chronische Katarrhe, Erkältungskrankheiten, Verdauungsbeschwerden, Harnverhalten und Menstruationsbeschwerden.
Warnung: Rainfarn darf nur sehr sparsam verwendet werden und während der Schwangerschaft überhaupt nicht!

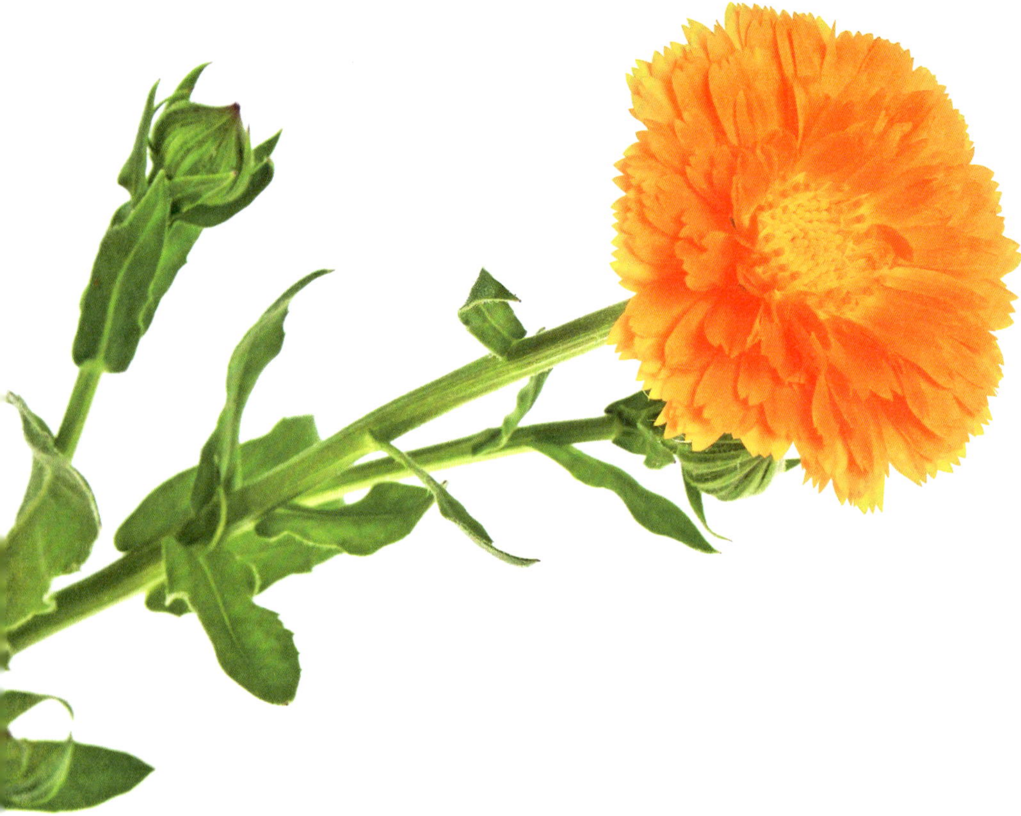

Ringelblume *(Calendula officinalis)*

Die Ringelblume aus der Familie der Korbblütler ist eine einjährige Pflanze, die maximal 70 cm hoch wird. Ihr aufrechter Stängel verzweigt sich lediglich im oberen Bereich. Die großen, umgekehrt ovalen Blätter sitzen wechselständig ohne Stiele am Stängel. Die Blüte beginnt im Juni und dauert bis in den Oktober hinein. In jedem Blütenkörbchen befinden sich rund 50 einzelne Röhrenblüten. Umrandet ist das Körbchen von dottergelben bis orangegelben Zungenblüten.

Ursprünglich stammt die Ringelblume wohl aus dem Mittelmeerraum, wird aber schon seit dem Mittelalter in Mitteleuropa angebaut. Aus den Gärten heraus hat sie sich stellenweise auch in der Natur ausgebreitet. Im Garten ist die Ringelblume einfach zu pflegen. Sie stellt keine großen Ansprüche an den Boden. Er sollte nur nicht zu stark gedüngt werden, denn das schmälert die Blüte.

In der Naturheilkunde verwendet man die getrockneten Blütenkörbchen ganz oder zerkleinert und die getrockneten Zungenblüten. Man stellt daraus Tee, Auszüge, Tinkturen, Extrakte und Salben her. Äußerlich finden sie Anwendung bei Wunden, Quetschungen, Entzündungen und Ausschlägen. Innerlich wirkt Ringelblume gegen Magen- und Darmgeschwüre und bei Menstruationsbeschwerden. Hildegard von Bingen empfiehlt Ringelblume zudem innerlich zur Entgiftung, vor allem nach dem Genuss verdorbener Lebensmittel. Äußerlich angewendet sorgt die Ringelblume auch bei Hildegard für eine besonders gesunde Haut.

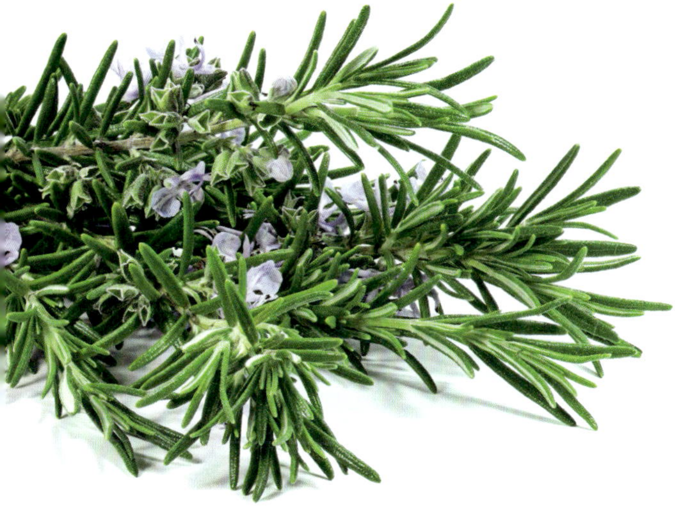

Rosmarin *(Rosmarinus officinalis)*

Immergrüner, winterharter Halbstrauch, bis zu 200 cm hoch, mit harzigen, nadelförmigen Blättern. Diese sitzen an verholzenden Stängeln. Die blauen bis violetten Blüten erscheinen im Mai, die Blüte dauert bis zum Juli. Im Mai, nach dem Ende der Frostgefahr, werden Stecklinge im Abstand von 50 cm im Freiland in feuchte Erde gepflanzt. Rosmarin benötigt einen möglichst sonnigen Standort, die Erde sollte stets feucht, aber nicht nass gehalten werden. In besonders harten Wintern kann Rosmarin erfrieren, deshalb sollte er abgedeckt werden. Man kann ihn auch gut als Kübelpflanze ziehen, dann kann er zum Überwintern an einen geeigneten Platz ins Haus gestellt werden. Geerntet werden die Triebe, die frisch, getrocknet oder pulverisiert an alle kräftigen Gerichte sowie an Soßen, Marinaden und Beizen gegeben werden können. Hildegard von Bingen empfiehlt Rosmarin wegen seiner schleimlösenden Wirkung bei Erkältungskrankheiten und zudem bei Verdauungs- und Menstruationsbeschwerden.

Salbei *(Salvia officinalis)*

Aus dem Mittelmeerraum stammende, mehrjährige Pflanze mit kräftigen, an der Basis verholzenden Stängeln. Die graugrünen Blätter sind länglich-oval und an den Seiten leicht gekräuselt. Mit ihrer welligen, weichen Oberfläche sind sie unverwechselbar. Frühestens am Ende der Gefahr nächtlicher Spätfröste in der zweiten Maihälfte werden die Jungpflanzen aus der Gärtnerei im Abstand von ca. 40 cm ins Freilandbeet gesetzt. Salbei bevorzugt warme, sonnige Standorte mit kalkhaltigen, sandigen Böden mit gutem Wasserabzug. Salbei muss nur sehr selten gewässert werden. Regelmäßiger Rückschnitt regt das Wachstum der jungen Triebe an. Ab Juni erscheinen lila bis blauviolette Blüten in endständigen, ährenähnlichen Blütenständen. Die Blätter werden frisch oder getrocknet verwendet. Man gibt sie an fast alle kräftigen Gerichte oder bereitet Tee aus ihnen. In der Hildegardis-Küche wird Salbei zur gründlichen Reinigung der Körpersäfte, bei Halsbeschwerden, Magenbeschwerden und zur Vorbeugung gegen Infektionskrankheiten eingesetzt.

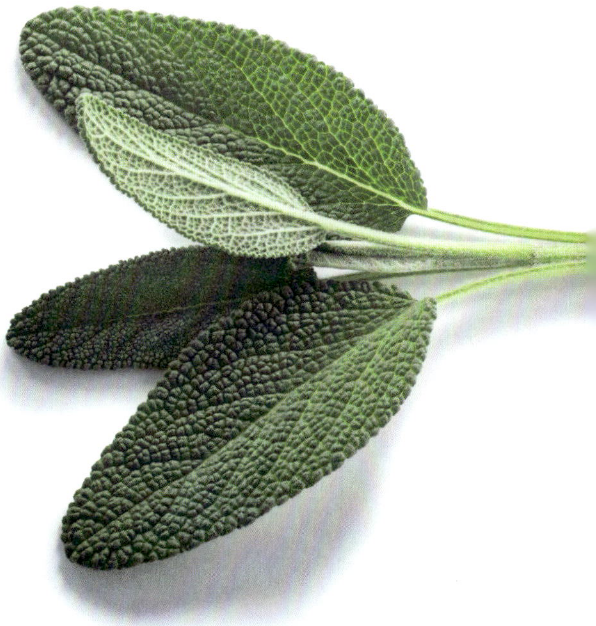

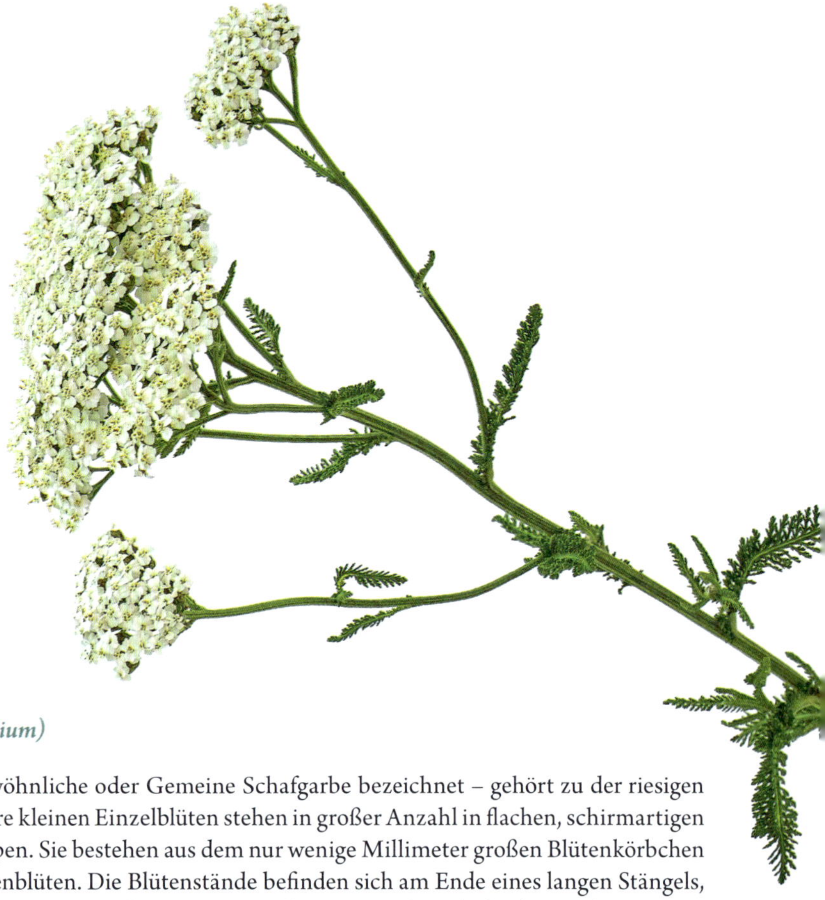

Schafgarbe *(Achillea millefolium)*

Die Scharfgarbe – oft auch als Gewöhnliche oder Gemeine Schafgarbe bezeichnet – gehört zu der riesigen Pflanzenfamilie der Korbblütler. Ihre kleinen Einzelblüten stehen in großer Anzahl in flachen, schirmartigen und bis zu 15 cm breiten Doldenrispen. Sie bestehen aus dem nur wenige Millimeter großen Blütenkörbchen und den in der Regel weißen Zungenblüten. Die Blütenstände befinden sich am Ende eines langen Stängels, an dem sich auch die wechselständigen Blätter befinden. „Tausendblättrig" ist die Schafgarbe nur dem wissenschaftlichen Namen nach. Der Eindruck entsteht durch die gefiederten Blätter mit unzähligen randseitig gezähnten Einzelblättchen. Die Schafgarbe ist auf der Nordhalbkugel der Erde weit verbreitet. Man findet sie in Nordamerika, Mittelamerika, Nordafrika, Europa und Nordasien. Darüber hinaus ist sie vom Menschen auch in Afrika, Australien und Südamerika eingeschleppt worden. Überall in ihrem riesigen Verbreitungsgebiet bevorzugt die Schafgarbe lichte, warme Plätze mit nährstoffhaltigen Böden an Wegen, auf Wiesen und Weiden. Dabei steigt sie bis über 2000 m in die Höhe. Ihren deutschen Trivialnamen Namen hat die Schafgarbe von der Vorliebe der Schafe für ihre Blätter. Auch als Gartenpflanze steht die Schafgarbe hoch im Kurs. Mittlerweile gibt es auf dem Pflanzenmarkt zahlreiche Sorten in vielen bunten Farben.

Im Garten macht sich die Schafgarbe besonders gut in Natur- und Bauerngärten. Das anspruchslose Gewächs bevorzugt einen sonnigen Standort mit einem nährstoffreichen, aber durchlässigen, leichten und sandigen Boden. Staunässe mag sie nämlich nicht. Magere Böden sollten daher mit etwas Kompost verbessert, schwere Lehmböden hingegen mit etwas Sand oder Kies aufgelockert werden. Die Wurzelballen vor dem Einpflanzen gut wässern und danach gut angießen. Wenn man die Lebensdauer der Staude verlängern will, sollte man sie alle drei bis vier Jahre im Frühjahr oder Herbst teilen. Durch Ausknipsen verblühter Teile und Rückschnitt nach der Blüte kann man die Blütezeit verlängern oder eine zweite Blüte anregen.

Von Hildegard von Bingen wurden die Blätter, Stängel und Blüten wegen ihrer zahlreichen pharmazeutischen Wirkungen als Arzneidroge hoch geschätzt. Umschläge mit klein geschnittenen Blättern sind ein Klassiker für die Behandlung von Wunden. Auch getrocknet und pulverisiert ist die Schafgarbe anwendbar. Blätter und Blüten kann man darüber hinaus sehr gut in Kräutertees verwenden. Schafgarbe hilft zudem bestens bei der Erholung nach einer Operation.

Schlafmohn *(Papaver somniferum)*

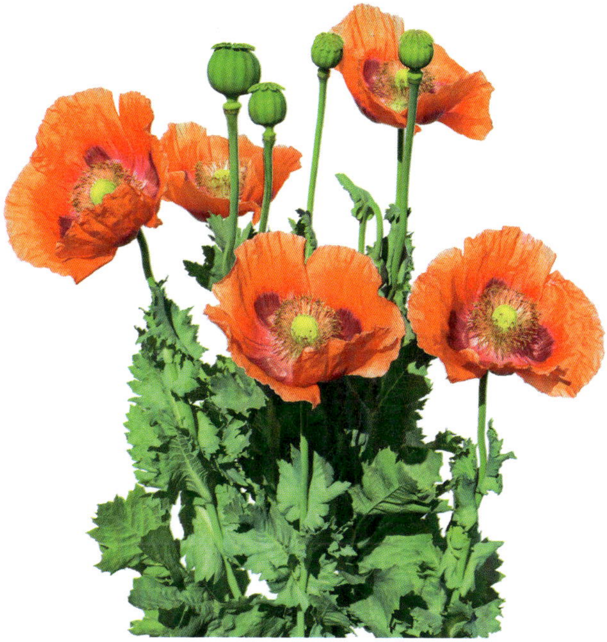

Altbekannte Heil- und Gewürzpflanze, die ursprünglich aus dem Orient stammt. Das zweijährige Gewächs wird heute in unseren Breiten fast ausschließlich als Zierpflanze gepflanzt. Der Umgang mit dem Schlafmohn ist nicht unproblematisch, enthalten doch alle Pflanzenteile bis auf die Samen äußerst gefährliche Stoffe, darunter Opium, Kodein und Heroin. Die ungiftigen Samen hingegen werden im ausgereiften Zustand von Hildegard gegen Juckreiz und Schlaflosigkeit empfohlen.
Warnung: Wegen der Vergiftungsgefahr und um nicht mit dem Betäubungsmittelgesetz in Konflikt zu kommen, dürfen vom Schlafmohn nur die Samen verwendet werden, alle anderen Pflanzenteile definitiv nicht.

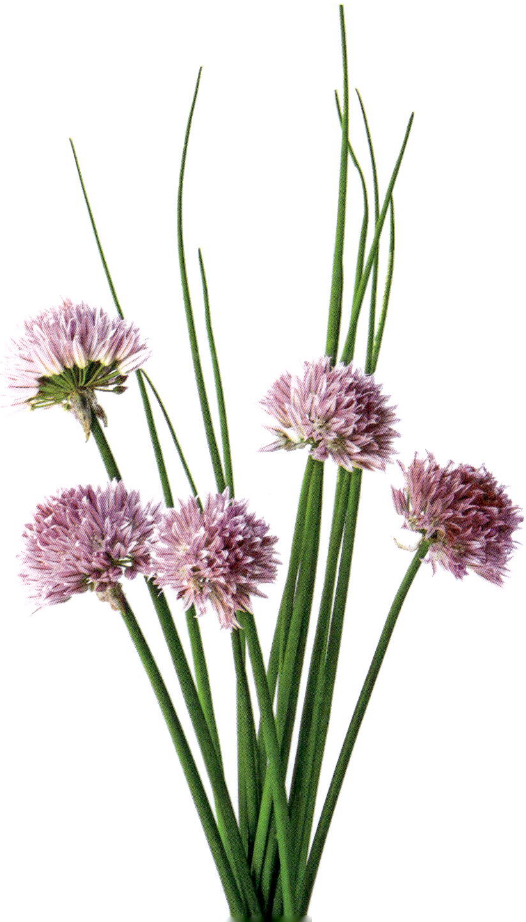

Schnittlauch *(Allium schoenoprasum)*

Zwiebelpflanze mit bis zu 30 cm langen, halmartigen und hohlen Blättern. Schnittlauch wird Anfang April unter Glas gesät und im Frühsommer ins Freiland gesetzt. Regelmäßiger Beschnitt verhindert die Blütenbildung, ansonsten erscheinen im Sommer hübsche rosafarbige Blütenstände. Schnittlauch bevorzugt sonnige Standorte auf kalkhaltigen Böden. Gelbfärbung der Blätter zeigt einen zu niedrigen Kalkgehalt des Bodens an. Schnittlauch lässt sich auch sehr gut als Topfpflanze ziehen. Die fein geschnittenen Blätter sind sehr aromatisch-pikant und werden an Salaten, in Suppen und an Brotaufstrichen verwendet. Bei Hildegard von Bingen wird Schnittlauch gekocht verwendet, um die Lebensgeister zu wecken und die Melancholie zu vertreiben.

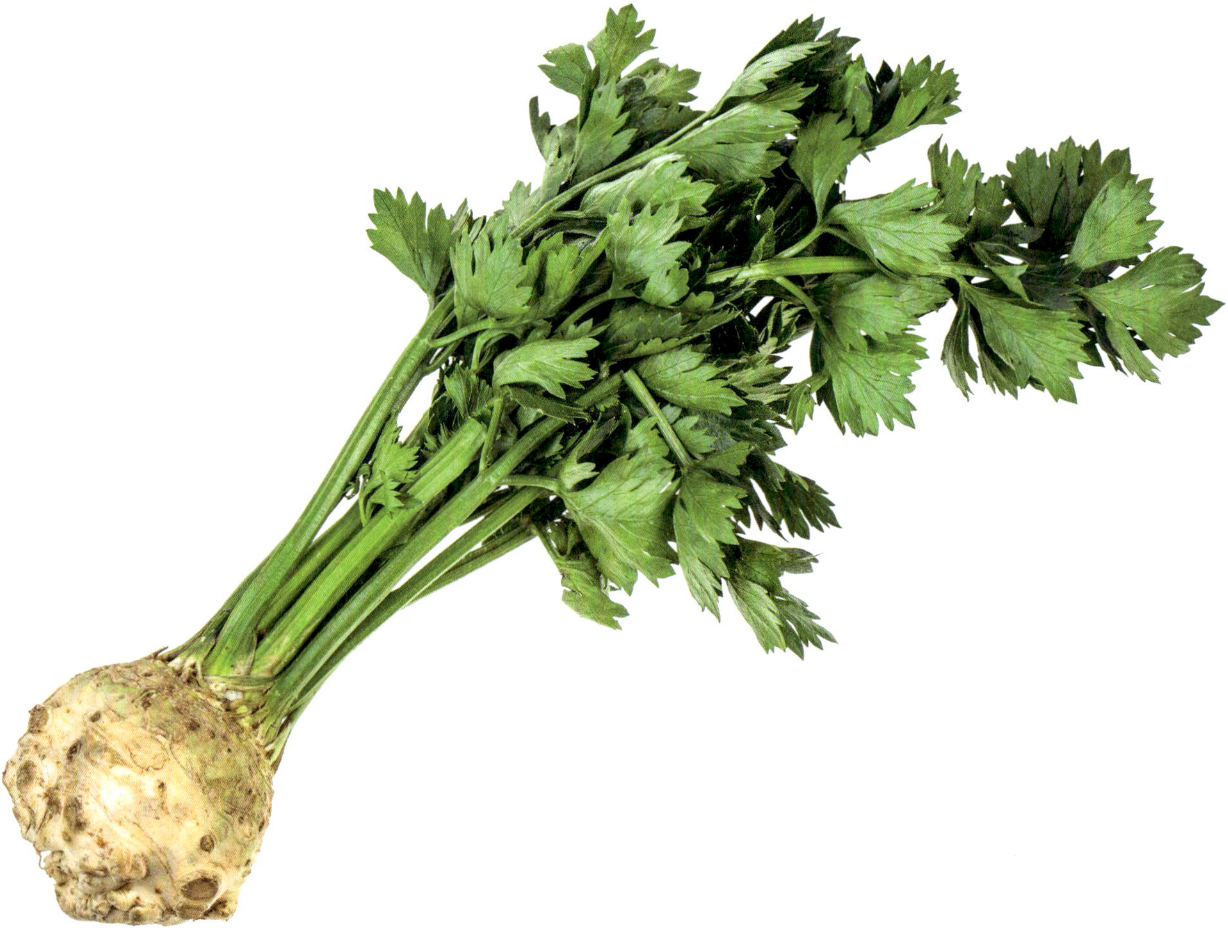

Sellerie *(Apium graveolens)*

Der Sellerie ist eine bis zu 1 m hohe Pflanze aus der Familie der Doldenblütler, die schon seit vielen Jahrhunderten als Gemüse, Gewürz und Heilkraut verwendet wird. Es gibt drei Kulturformen, den Knollensellerie, den Staudensellerie und den Blattsellerie. Die Wildform hingegen ist bei uns heute weitgehend ausgestorben. Auch Hildegard von Bingen hat die Pflanze bereits hoch geschätzt: „Sellerie hat viel Saftiges in sich. Roh taugt er nicht zum Essen, aber gekochten Sellerie zu essen, nutzt der Gesundheit des Menschen.“ Dieses Urteil Hildegards wird gestützt durch moderne Untersuchungen, nach dem vor allem Knollensellerie reich ist an Mineralstoffen und ätherischen Ölen. Die Selleriesamen werden nach Hildegard gegen rheumatische Schmerzen verwendet. Zudem wirkt Sellerie entwässernd und harntreibend. Der eng verwandte Staudensellerie kann genauso verwendet werden, muss aber vorher auf jeden Fall gedünstet werden.

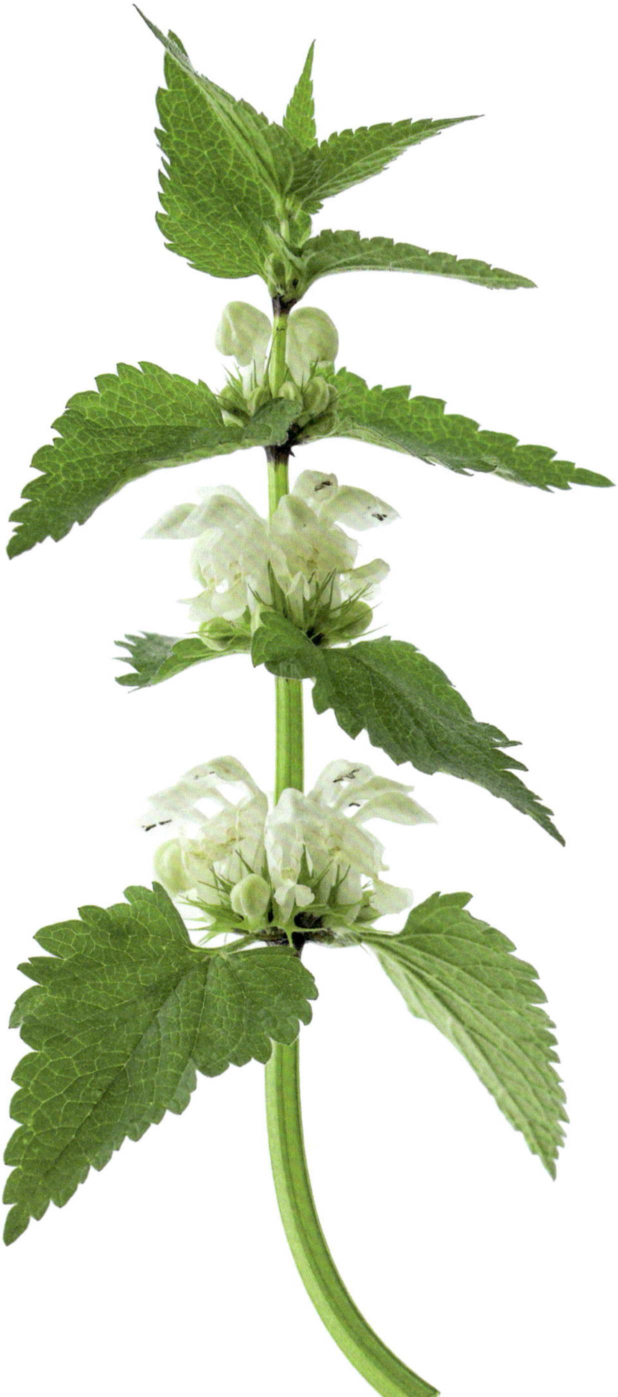

Weiße Taubnessel *(Lamium album)*

Bekannte Pflanze, der Brennnessel sehr ähnlich, allerdings mit „tauben“ Blättern, die nicht „brennen“. Die Weiße Taubnessel wird 60 cm hoch, an den aufrechten, hohlen Stängeln wachsen gegenständig die herzförmig-ovalen, randseitig gesägten behaarten Blätter. Die Blüten erscheinen ab Anfang Mai in Scheinquirlen im oberen Stängelteil. Die Lippenblüten sind rein weiß. Die Pflanze wird im Herbst oder Frühling in feuchten, entwässerten Böden in sonniger bis halbschattiger Lage entweder ausgesät oder nach einer Vermehrung durch Teilung gepflanzt. Verwendet werden die vor der Blüte geernteten jungen Sprosse und Blätter, die erstmals blühende Jungpflanze sowie die Wurzeln. Weiße Taubnessel wird frisch oder getrocknet an Suppen, Soßen und Salate gegeben und hilft in der Hildegardis-Kräuterheilkunde bei Stimmungsschwankungen und auch bei Depressionen.

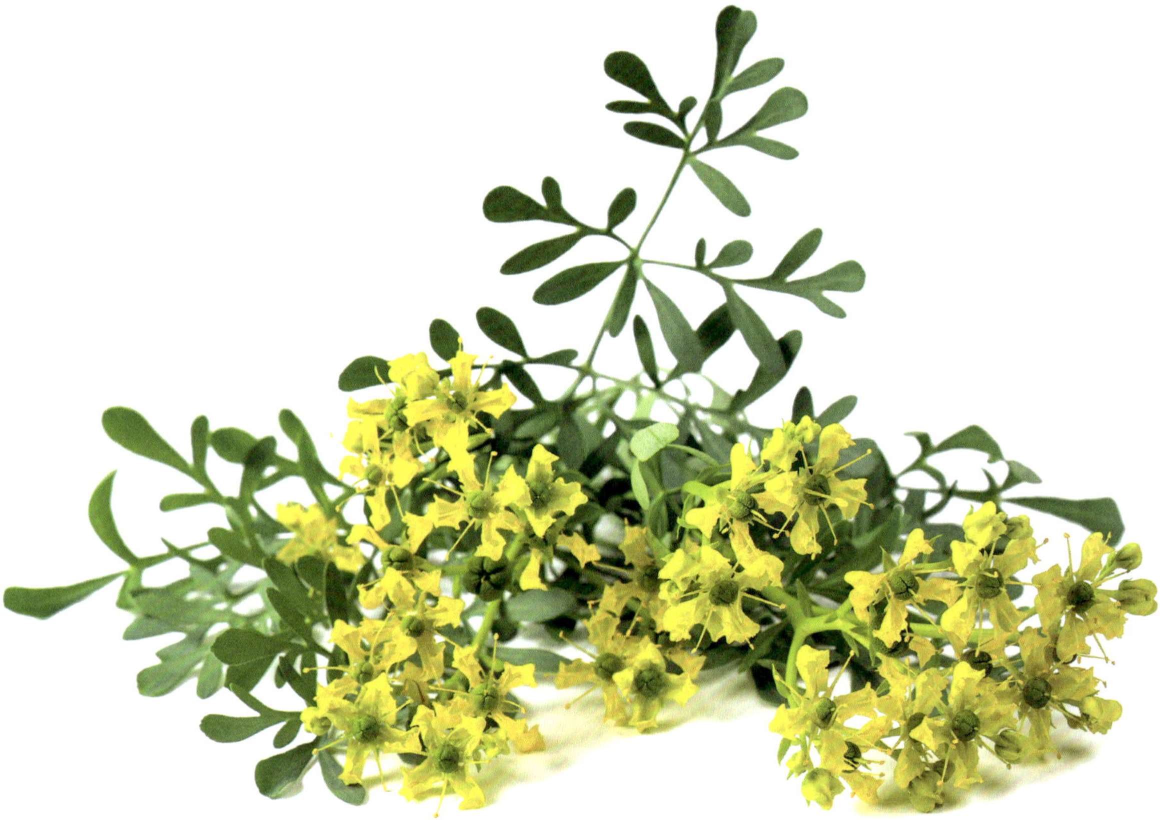

Weinraute *(Ruta graveolens)*

Ursprünglich aus dem Süden Europas stammendes Rautengewächs, enger Verwandter der Zitrusgewächse. Der mehrjährige Halbstrauch wächst buschig und erreicht eine Höhe von 100 cm. Die fleischigen Blätter sind stark gefiedert. Weinraute benötigt einen sonnigen, geschützten Standort und einen nährstoffreichen, feuchten, aber nicht nassen Boden. Die Blätter enthalten sehr hohe Konzentrationen ätherischer Öle und dürfen sowohl frisch als auch getrocknet nur in niedrigen Dosen verwendet werden. Man gibt sie an Fleisch-, Fisch- und Gemüsegerichte sowie an Salate, Beizen, Milchprodukte und Brotaufstriche. Hildegard empfiehlt Weinraute bei Herz-Kreislauf-Störungen, Verdauungsproblemen, Magen- und Gallenbeschwerden, Menstruations- und Menopausenbeschwerden sowie Stimmungsschwankungen.
Warnung: Schwangere dürfen Weinraute nicht zu sich nehmen.

Wildthymian *(Thymus serpyllum)*

Der Wildthymian – auch als Quendel oder Feldthymian bekannt – ist ein kriechend sich ausbreitender Halbstrauch, der maximal eine Höhe von 30 cm erreicht. Seine ovalen, ledrigen und immergrünen Blätter verströmen einen intensiven Duft. An geeigneten Standorten kann er wie ein Rasen auch größere Flächen überziehen. Mit seinen leicht verholzenden Stängeln nimmt er eine Zwischenstellung zwischen den Blütenpflanzen und den Gehölzen ein und wird als Halbstrauch eingeordnet. Die kleinen, mehr oder weniger ovalen Blättchen sind paarweise gegenständig an den rötlichen, vierkantigen Stängeln angeordnet. Sie geben mit ihren zahlreichen Öldrüsen ein starkes Aroma von sich. Die im Frühjahr erscheinenden, kleinen, rosa bis violett gefärbten Blüten bilden an den Spitzen der Stängel kugelförmige Blütenstände. Die zwittrigen Blüten reifen im Herbst zu kleinen Samenkörnern heran, die der generativen Ausbreitung und Vermehrung dienen.
In der Natur findet man Wildthymian auf steinigen Böden der Mittelgebirge, in Norddeutschland ist er sehr selten. Das winterharte Kraut fühlt sich im Kräuterbeet wie im Steingarten wohl. Es ist nicht anspruchsvoll, benötigt aber einen sonnigen, trockenen Standort. Jungpflanzen werden im Frühjahr ins Freiland gepflanzt und im Winter mit Stroh geschützt. Die Blätter besitzen den höchsten Gehalt an Wirkstoffen vor Beginn der Blüte, die im Frühsommer mit dem Erscheinen zahlreicher blassrosa bis lila Blüten beginnt.
Man trocknet die Jungtriebe und würzt damit Fleisch- und Gemüsegerichte sowie Salate. Hildegard empfiehlt Wildthymian zur Behandlung von Hautausschlägen und zur Blutreinigung. Dabei ist es wichtig, dass das Kraut mit der Speise gekocht wird und nicht erst nachträglich als Gewürz hinzugegeben wird. Dann ist es für Hildegard der Schlüssel zu einer makellosen Haut.

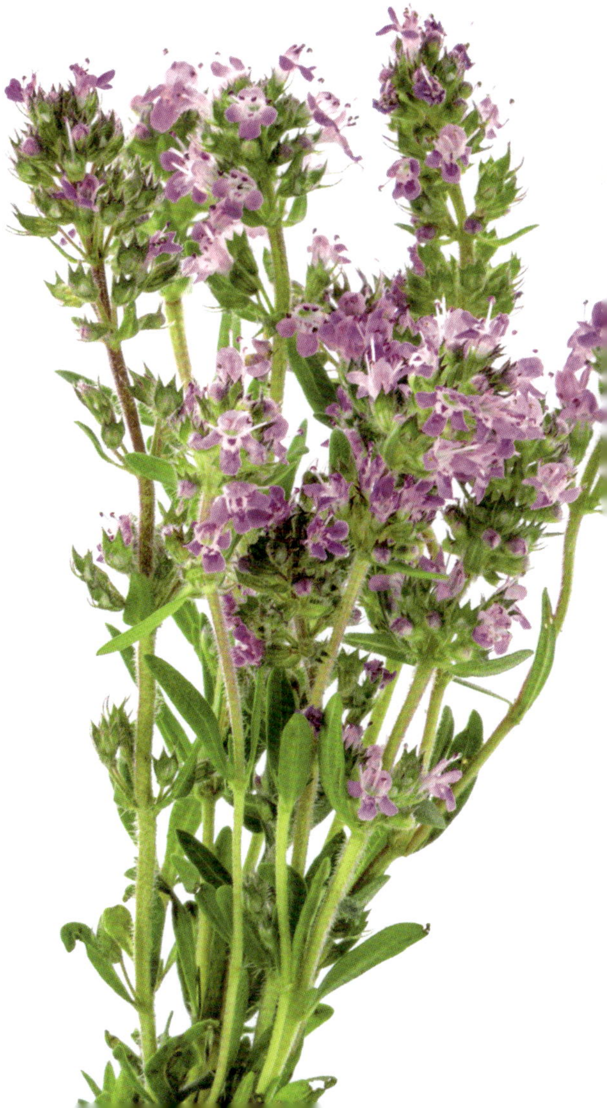

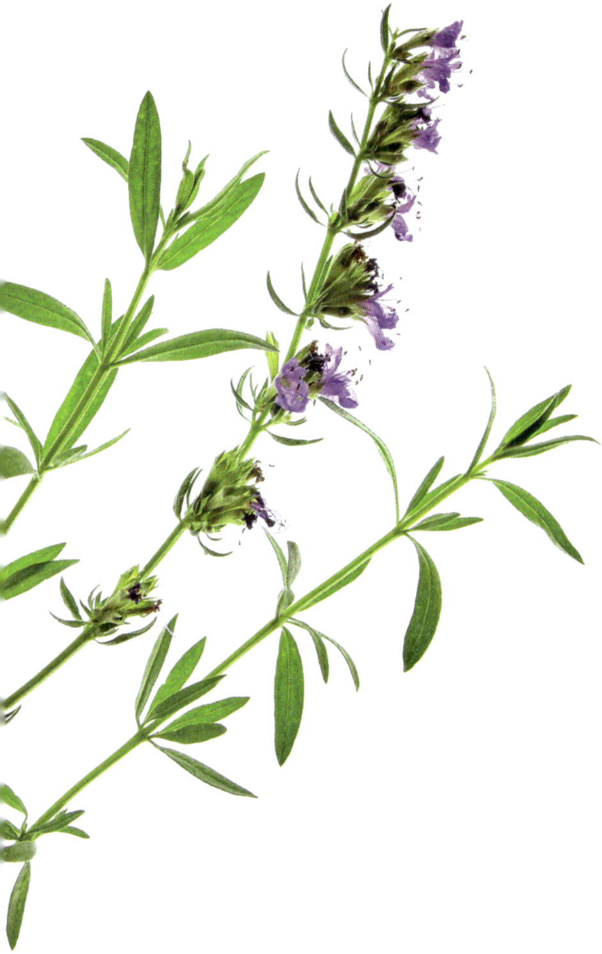

Ysop *(Hyssopus officinalis)*

Mehrjährige winterharte Pflanze mit bis zu 120 cm Höhe. Die kräftigen Stängel verholzen jeweils im zweiten Jahr und tragen die lanzettlichen, leicht behaarten, bis zu 2,5 cm langen Blätter. Ysop wird unter Glas im Frühling in leichten alkalischen und gut entwässerten Böden ausgesät, die Jungpflanzen werden dann später im Abstand von 60 cm ins Freilandbeet gesetzt. Im Winter sollten sie zum Schutz abgedeckt werden. Ab Juli erscheinen die violetten, rosafarbigen oder weißen Blüten. Man verwendet die Blätter und Jungtriebe. Getrocknet und gegebenenfalls pulverisiert werden sie bei Hildegard von Bingen mit Suppen, Soßen, Geflügel-, Fleisch- und Gemüsegerichten mitgekocht und helfen bei Leber-, Lungen- und Bronchienleiden sowie bei Depressionen.
Warnung: Schwangere sollten Ysop nicht zu sich nehmen.

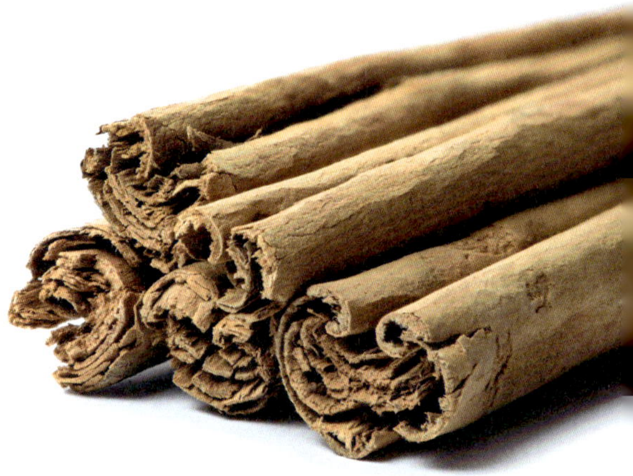

Zimt *(Cinnamomum verum)*

Das Gewürz wird aus der getrockneten Innenrinde des Zimtbaumes hergestellt. Dieser wuchs ursprünglich nur auf Ceylon (Sri Lanka), ist aber heute über weite Teile Südasiens sowie Mittelamerikas verbreitet. Die gebündelte und fermentierte Rinde wird in der Sonne getrocknet und rollt sich dabei zusammen. Dies sind dann die bekannten Zimtstangen. Zimt ist ein sehr intensives Gewürz, das sich vor allem für Kompott, Desserts, Backwaren und Punsch eignet. Der Heilwert des Zimts wurde bereits vor 2500 Jahren vom griechischen Arzt Hippokrates erkannt. Dass in der Zimtrinde enthaltene ätherische Öl wirkt stark entzündungshemmend, wärmend sowie durchblutungs- und verdauungsfördernd. Zur allgemeinen Stärkung und insbesondere zur Behandlung der Gicht empfiehlt Hildegard warmen Wein mit Zimt, im Grunde genommen also Glühwein.

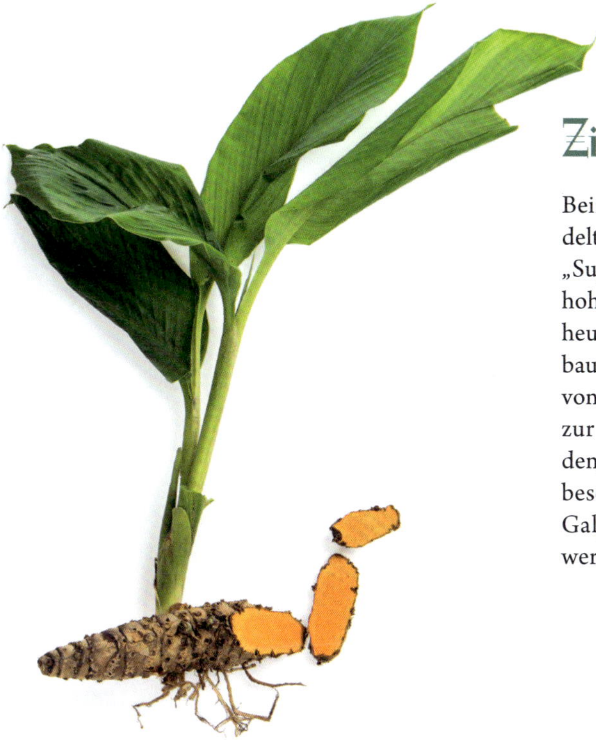

Zitwer *(Curcuma zedoaria)*

Beim von Hildegard hochgeschätzten Zitwer handelt es sich um nichts anderes als die heute oft als „Superfood“ angepriesene Curcuma. Die bis 1 m hohe krautige Pflanze stammt aus Indien, wird aber heute in ganz Südostasien bis hin nach Japan angebaut. Man verwendet den Wurzelstock. Hildegard von Bingen empfiehlt Zitwer in Wein aufgekocht zur allgemeinen Stärkung bei Schwächezuständen, gegen Kopfschmerzen und bei Verdauungsbeschwerden. Pulverisiert bildet er gemeinsam mit Galgant und Ingwer Hildegard von Bingens Ingwer-Mischpulver.

Zwiebel *(Allium cepa)*

Zwiebeln sind fast so gesund wie der eng verwandte Knoblauch. Sie enthalten antibiotisch wirkende schwefelhaltige Verbindungen, verdauungsfördernde ätherische Öle und senken sowohl den Blutdruck als auch den Fett- und Cholesterinspiegel im Blut. Zudem finden sich in Zwiebeln viele Mineralien und Vitamine. Schließlich regen sie den Appetit an, wirken entwässernd und harntreibend, lösen bronchialen Schleim und senken das Fieber bei Erkältungskrankheiten. Äußerlich angewendet werden sie traditionell als „Zwiebelsäckchen“ bei Mittelohrentzündungen. Für Hildegard von Bingen gilt dies alles nur für gekochte Zwiebeln, denn: „Roh ist die Zwiebel so schädlich und giftig wie Unkraut.“

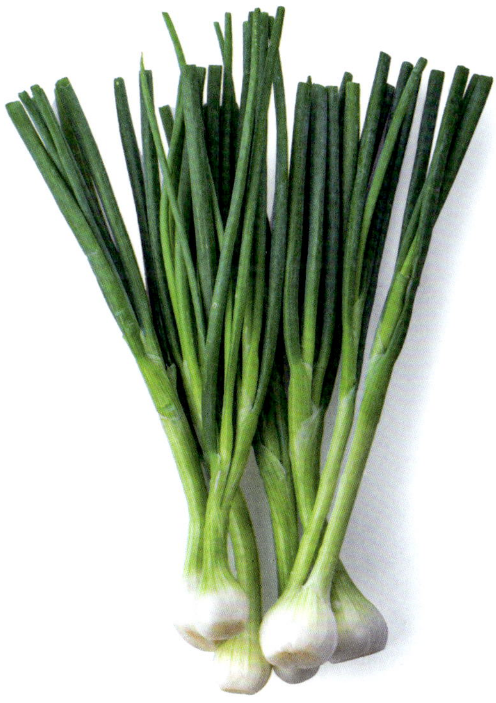

8.

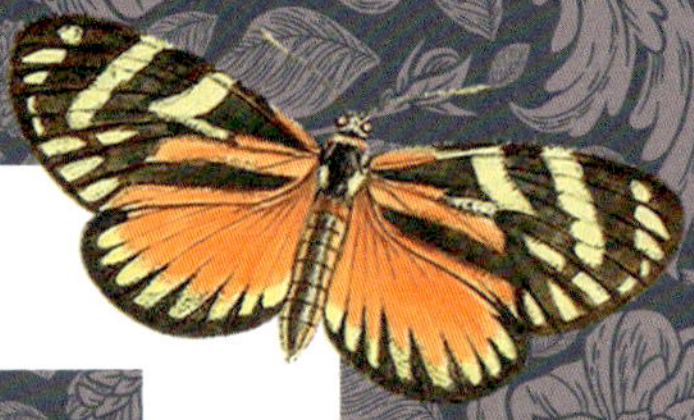

DIE HILDEGARDIS-KRÄUTER-KOSMETIK

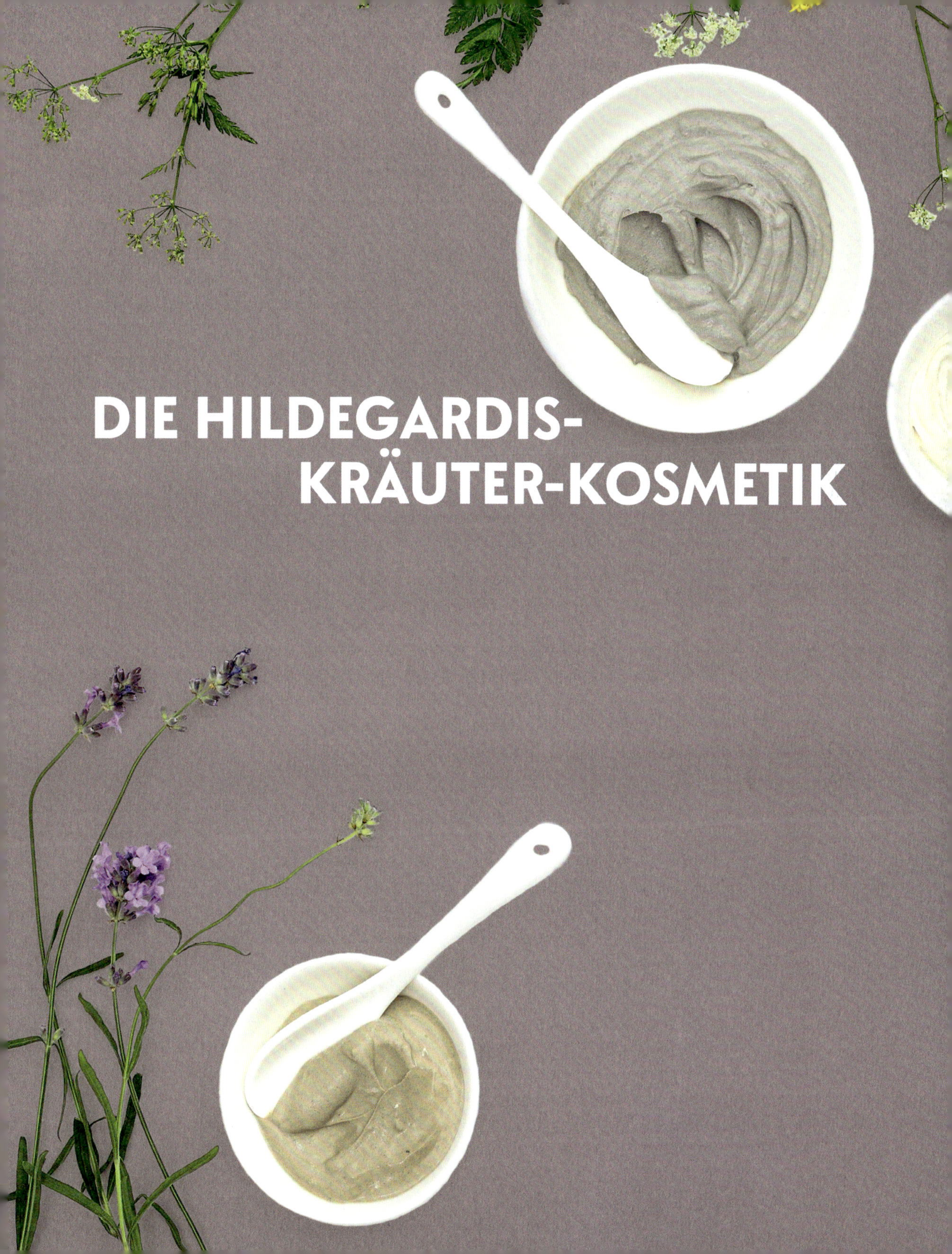

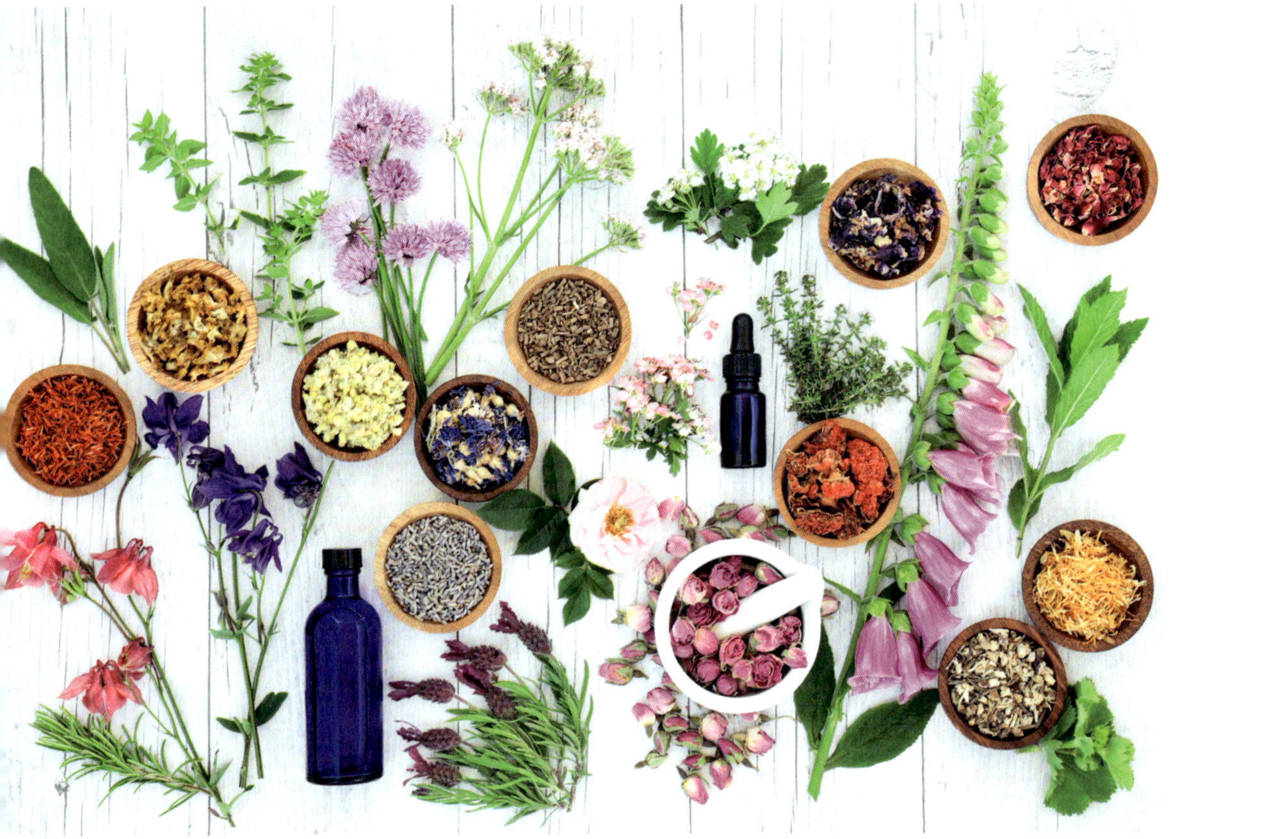

Hildegard von Bingen hatte den Wunsch, dem Menschen mit ihrer Naturheilkunde die Möglichkeit zu geben, seinen Körper gesund zu halten, denn in ihrem ganzheitlichen Ansatz gehörten ein gesunder Geist und ein gesunder Körper untrennbar zusammen. Und auch wenn Hildegard in ihren Ausführungen über Erkrankungen der Haut betont hat, dass diese meist nur Ausdruck anderer Erkrankungen sind und ihnen ohne eine gründliche Darmsanierung sowieso nicht beizukommen ist, hat sie doch sehr viele Hinweise darauf gegeben, wie man der angegriffenen Haut auch direkt helfen kann. So finden sich bei ihr zahlreiche Ausführungen, die in den Bereich der Kosmetik hineinreichen, der Schönheitspflege. Das Schöne an der Hildegardis-Kosmetik: Man benötigt keine exotischen Zutaten. Fast alle Mittel, die Hildegard vor über 850 Jahren zur Verfügung standen, können wir auch heute noch relativ leicht in unseren Gärten, auf unseren Wiesen und in unseren Wäldern finden.

Die in der Hildegardis-Kosmetik verwendeten Pflanzen werden allesamt ausschließlich als Aufguss, als Auszug oder als Brei angewendet. Ein Aufguss wird einfach durch Übergießen mit kochendem Wasser und anschließendes Ziehenlassen oder durch längeres Kochen in Wasser hergestellt. Aufgüsse können warm oder kalt angewendet werden. Ein Auszug entsteht, wenn die klein geschnittenen Pflanzen einige Zeit in Öl gelagert werden, sodass die ätherischen Öle und andere Stoffe aus der Pflanze in das Öl übergehen. Anschließend wird das Öl abgepresst. Zur Herstellung von Brei werden die Pflanzenbestandteile zerstoßen und entsprechend mit Wasser verdünnt, bis die richtige Konsistenz erreicht ist. Für alle diese Zubereitungen braucht man kein aufwändiges Gerät, denn die meisten benötigten Utensilien sind sowieso in jedem Haushalt vorhanden.

Strengste Hygiene

Bei der Zubereitung von Kosmetika ist strengste Hygiene erforderlich, denn schließlich will man ja keine zusätzlichen Hautirritationen oder gar Hautreizungen davontragen. Deshalb ist es wichtig, dass alle Geräte und Gefäße, die in der Kosmetikküche verwendet werden, peinlich sauber gehalten werden. Man sollte sie vor und nach jeder Verwendung in Wasser auskochen, denn schließlich will man ja bei der Bereitung natürlicher Kosmetika keine Konservierungsstoffe verwenden. Es empfiehlt sich, einen bestimmten, besonders gut geeigneten Topf ausschließlich für die Bereitung von Kosmetika zu reservieren. Am besten eigenen sich emaillierte Töpfe, denn diese sind am leichtesten zu reinigen. Beim Kochen von Pflanzenteilen geben diese nämlich eine ganze Menge ätherische Öle, Gerbstoffe, Farbstoffe usw. an das Wasser ab, die sehr leicht mit dem ungeschützten Metall einfacher Töpfe reagieren können. Deshalb sollte man auch nicht mit einem Metalllöffel umrühren, sondern stets einen Holzlöffel verwenden.

Die Materialien

Zum Zerkleinern der Ausgangsmaterialien verwendet man am besten eine alte, leicht zu reinigende Kaffeemühle. Wurzeln und Früchte können aber auch gut auf einer Reibe zerkleinert werden. Um Saft zu erhalten, presst man die geriebenen Pflanzenteile durch ein sauberes Leinentuch. Zum Abfüllen der Kosmetika in Fläschchen wird ein Trichter benötigt. Ein Küchenmessbecher eignet sich hervorragend zum Abmessen der benötigten Flüssigkeitsmengen. Für einfache Badezusätze, etwa für Hand- und Fußbäder, reicht es aus, den Aufguss grob zu sieben. Ein einfaches Küchensieb ist dafür völlig ausreichend. Gesichtswasser, Haarwasser, Badezusätze für Vollbäder und Körperlotionen müssen allerdings viel reiner und klarer sein. Hier reicht ein einfaches Haushaltssieb nicht aus. Am besten verwendet man zum Abfiltern handelsübliche, ungebleichte Kaffeefilter aus Filterpapier. Allerdings benötigt man dann Geduld und Fingerspitzengefühl, denn die Flüssigkeiten sind meist recht zäh und laufen nur sehr langsam durch die Filter – insbesondere Auszüge, die mit Öl angesetzt wurden. Zudem besteht beim notwenigen Auspressen der Filter stets die Gefahr des Zerreißens, wenn man zu viel Kraft anwendet. Sehr gut zum Filtern eigenen sich auch Mullwindeln und große Stofftaschentücher. Alte Nylonstrümpfe oder Nylonstrumpfhosen können in der Art eines Teebeutels mit den Pflanzenteilen gefüllt werden. So lässt sich der Pflanzenrückstand am Ende der Zubereitung mühelos entfernen.

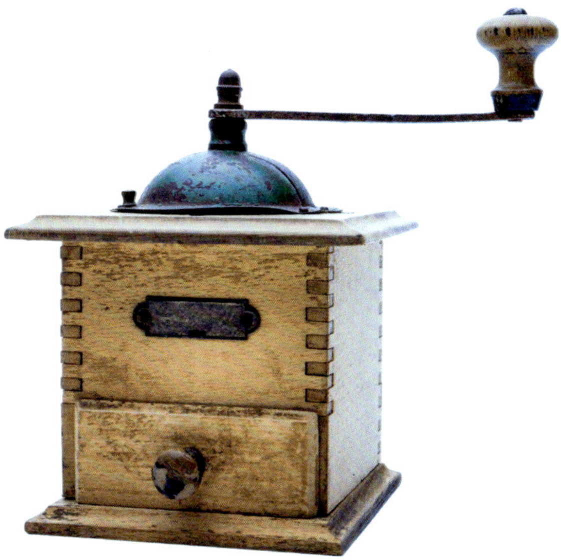

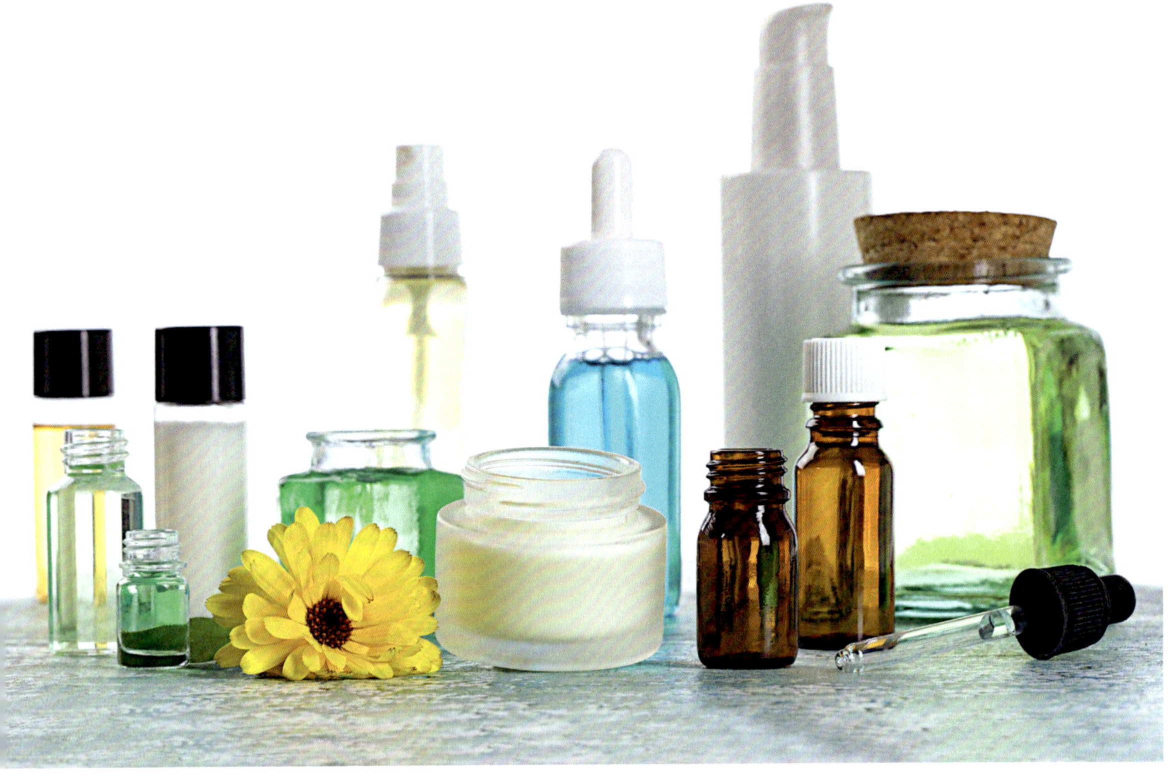

Nach der Zubereitung

Nach der Herstellung müssen die Kosmetika abgefüllt und gelagert werden. Man sollte rechtzeitig damit anfangen, geeignete Gefäße zu sammeln. Am besten eigenen sich Gefäße, in denen sich vorher auch schon Kosmetika befunden haben, also Cremetöpfchen oder Flakons und Fläschchen von Gesichtswässerchen, Parfümen und Badeölen. Vor dem Befüllen müssen diese allerdings gründlich ausgekocht werden, um eventuell vorhandene Reste zu entfernen. Anschließend gut abtrocknen und einfach neu befüllen. Man sollte keine zu großen Mengen bereiten, denn die meisten selbst hergestellten Kosmetika halten nicht allzu lange und sollten auf jeden Fall innerhalb eines halben Jahres verbraucht werden. Meist ist der ultraviolette Anteil des Sonnenlichts schuld an der frühzeitigen Zersetzung der selbst gemachten Kosmetika und am daraus folgenden Verlust ihrer Wirksamkeit. Deshalb lagert man die Kosmetika am besten dunkel und kühl. Bei besonders leicht vergänglichen Produkten empfiehlt es sich zudem, sie in dunklen Apothekerfläschchen abzufüllen. Einfach beim Apotheker nachfragen, ob er einige braune Flaschen verkaufen kann.

Wirksame Kräuteröle

Für die Herstellung von Kräuterölen sind einfache Einmachgläser besonders gut geeignet. Sie können leicht mit Aluminium- oder Klarsichtfolie luftdicht verschlossen werden. Die noch nicht verwendeten Pflanzenbestandteile oder Kräuter sollten zunächst schonend getrocknet und dann entweder in Blechdosen oder in Gläsern aufbewahrt werden. Man versieht die Kräuterbehälter mit Aufklebern, die den Inhalt bezeichnen und auch das Datum angeben, wann die Pflanzen gepflückt wurden. Fast alle kosmetisch wirksamen Pflanzenbestandteile verlieren ihre Wirksamkeit bei einer Lagerdauer, die über ein Jahr hinausgeht.

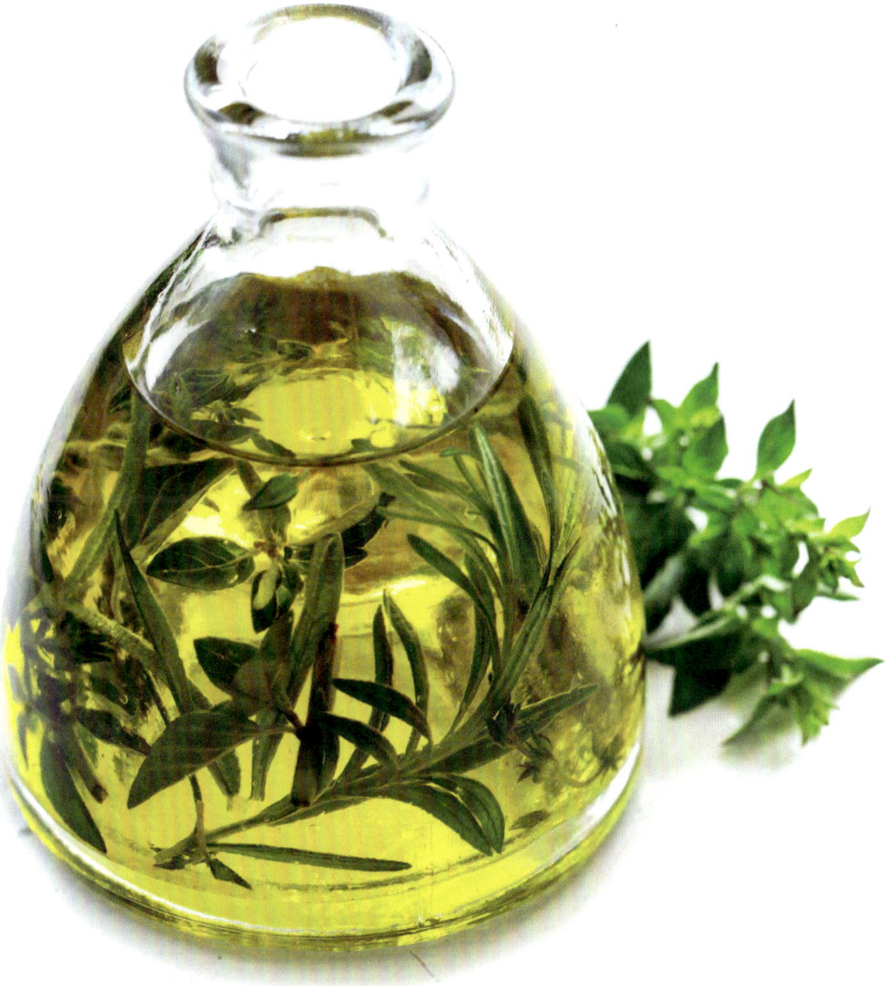

Schonende Kompressen

Will man Gesichtskompressen anwenden, nimmt man dazu am besten kleine Handtücher, denn sie sind aufgrund ihres Formates besonders gut geeignet. Es können aber auch besonders große Waschlappen verwendet werden. Ebenfalls gut geeignet sind auch hier wieder Mullwindeln und große Stofftaschentücher. Während der Anwendung stets darauf achten, dass sie gut feucht bleiben, und bei Bedarf immer wieder neu befeuchten. Im Bereich der Augen kommen am besten Wattebäuschchen oder sehr weiche Taschentücher zum Einsatz. Grobe Gesichtsmasken können mit der Hand aufgetragen werden. Flüssigere Masken verlangen allerdings nach der Verwendung eines Pinsels. Am besten verwendet man spezielle Kosmetikpinsel. Ist dies nicht möglich oder nicht erwünscht, kann man auch Malerpinsel verwenden. In diesem Fall sollte man dann aber darauf achten, dass der Pinsel nur zu diesem kosmetischen Zweck eingesetzt wird. Man sollte ihn nach jeder Anwendung sorgfältig mit heißem Wasser auswaschen. Bei Gesichtsmasken und Haarpackungen in jedem Fall eine Duschhaube aus Kunststoff verwenden. Einerseits wird das Haar dadurch geschützt, wenn man eine Gesichtsmaske auflegt, andererseits schützt sie das Gesicht, wenn man eine Haarpackung macht.

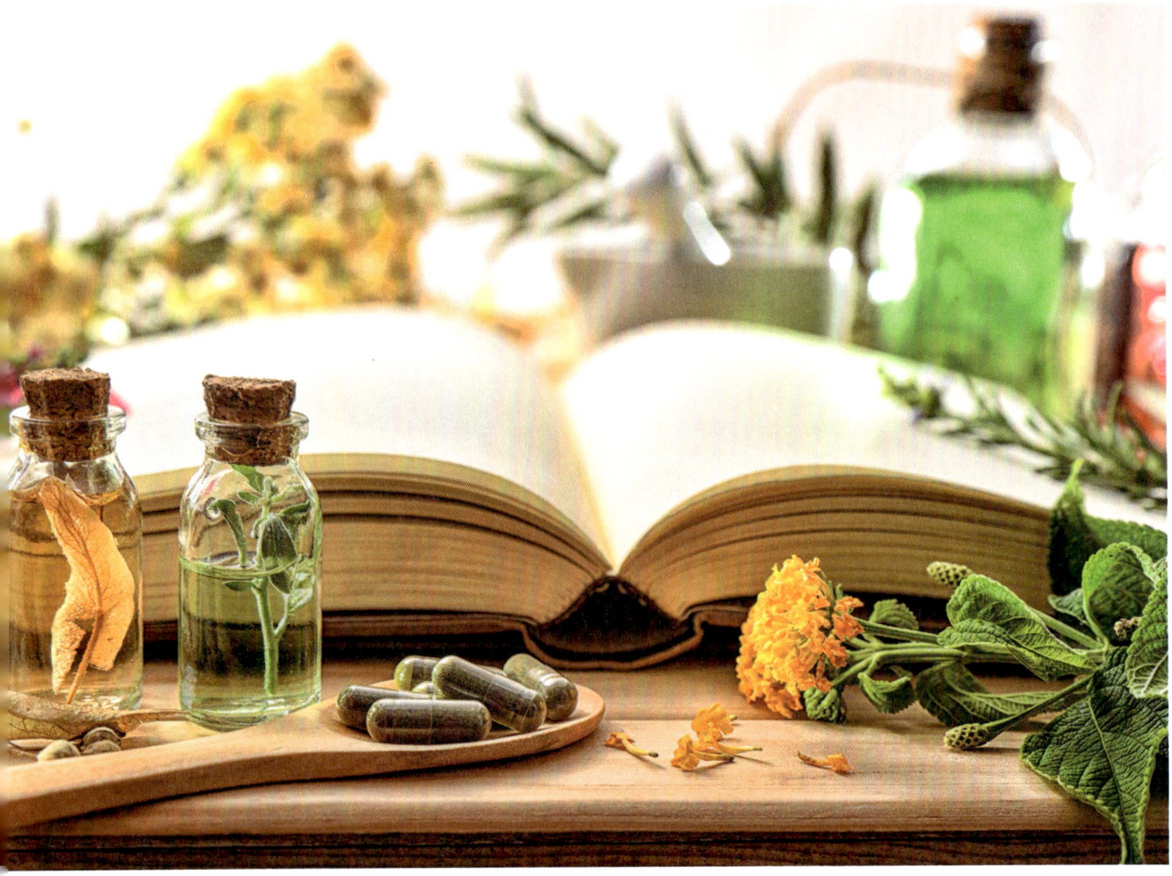

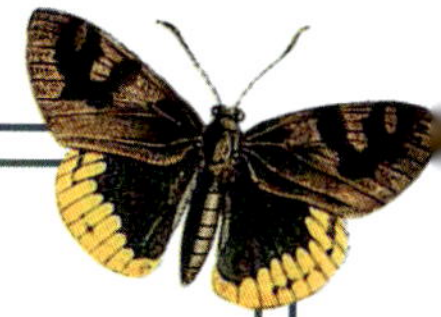

Die Hildegard-Kosmetik

Die wichtigsten Pflanzen und ihre Verwendung in der Hildegard-Kosmetik werden in dieser Tabelle beschrieben. In der linken Spalte findet man immer die entsprechende Pflanze, in der mittleren die Art der Zubereitung und in der rechten die Art der Anwendung.

PFLANZE	ZUBEREITUNG	ANWENDUNG
Akelei	Aufguss	Gesichtswasser
Alant	Wurzelaufguss	Gesichtswasser
Apfel	Brei	Gesichtsmaske
Arnika	Blütenaufguss	Dampfbad/Haarspülung
Basilikum	Aufguss	Mundwasser
Beinwell	Wurzelaufguss	Gesichtswasser/Hautlotion
Birne	halbierte Frucht	Gesichtsmassage
Birke	Laubaufguss	Gesichtswasser/Haarspülung/ Fußpflege
Bohnen	Brei	Gesichtsmaske
Bohnenkraut	Aufguss	Gesichtswasser
Brennnessel	Aufguss	Haarwasser/Haarspülung
Brennnessel	Auszug	Hautlotion
Brunnenkresse	Aufguss	Gesichtspflege
Buchsbaum	Salbe	Verletzungen/Krusten
Buchsbaum	Aufguss	Haartönung
Efeu	Aufguss	Hautekzeme/Zellulitis
Efeu	Laubbrei	Hühneraugen
Eibisch	Salbe	Gesichtsmaske
Eiche	Rindenaufguss	Badezusatz
Erdbeere	Brei	Gesichtsmaske
Erle	Laubaufguss	Badezusatz

PFLANZE	ZUBEREITUNG	ANWENDUNG
Fenchel	Aufguss	Gesichtswasser/Dampfbad
Gurke	Brei	Gesichtsmaske
Erdbeere	Brei	Gesichtsmaske
Erle	Laubaufguss	Badezusatz
Fenchel	Aufguss	Gesichtswasser/Dampfbad
Gurke	Brei	Gesichtsmaske
Holunder	Blütenaufguss	Gesichtswasser/Dampfbad
Huflattich	Aufguss	Hautpflege/Haarpflege/Dampfbad
Johanniskraut	Aufguss/Auszug	Gesichtspackung
Kamille	Aufguss	Hautpflege/Badezusatz
Kiefer	Salbe	Augenpflege
Klette	Wurzelaufguss	Haarpflege
Knoblauch	rohe Frucht	Hühneraugen
Kohl	Brei	Gesichtsmaske
Lavendel	Blütenaufguss	Gesichtswasser/Haarwasser/ Badezusatz
Lavendel	Ölauszug	Körperlotion
Liebstöckel	Aufguss	Badezusatz/Fußbad
Lilie	Aufguss	Gesichtswasser
Linde	Blütenaufguss	Gesichtswasser/Haarwasser/ Dampfbad/Badezusatz
Malve	Auszug	Gesichtswasser
Meerrettich	Aufguss	Gesichtspflege
Melisse	Aufguss	Dampfbad/Badezusatz
Petersilie	Aufguss	Hautwasser
Pfefferminze	Aufguss	Dampfbad

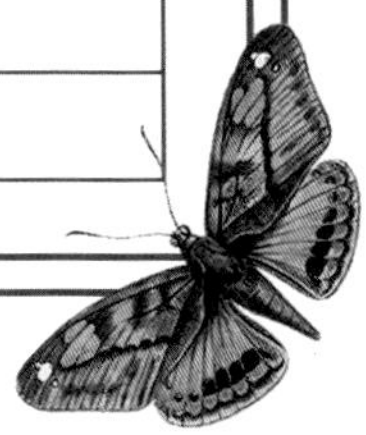

PFLANZE	ZUBEREITUNG	ANWENDUNG
Pfefferminze	Auszug	Körperöl
Pfirsich	Brei	Gesichtsmaske
Pfirsich	Laubaufguss	Haarwasser
Ringelblume	Salbe	Hautreizungen
Ringelblume	Aufguss	Gesichtswasser
Rosmarin	Aufguss	Gesichtswasser/Haarwasser
Quitte	Kernbrei	Haarfestiger
Rose	Aufguss	Gesichtswasser/Haarwasser Badezusatz
Rose	Ölauszug	Körperlotion
Rosskastanie	Brei	Zellulitis
Salat	Auszug	Gesichtsmaske
Salbei	Aufguss	Haarspülung/Badezusatz
Schachtelhalm	Aufguss	Gesichtspflege/Haarspülung
Schafgarbe	Aufguss	Gesichtspackung
Schlüsselblume	Aufguss	Badezusatz
Schöllkraut	Aufguss	Gesichtspflege/Haarspülung
Sellerie	Aufguss	Haarwasser
Spitzwegerich	Aufguss	Gesichtskompresse
Tausendgüldenkraut	Aufguss	Gesichtskompresse
Thymian	Aufguss	Badezusatz
Veilchen	Salbe	Hautpflege
Weide	Laubaufguss	Haarwasser
Weißdorn	Aufguss	Haarwasser/Dampfbad
Zwiebel	Aufguss	Haarwasser

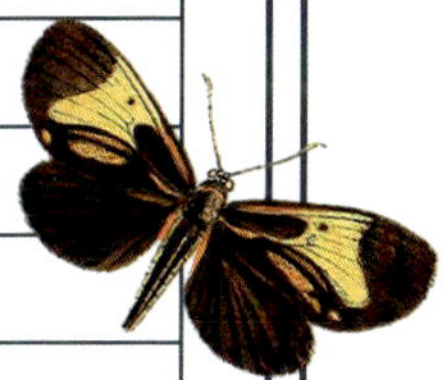

9.

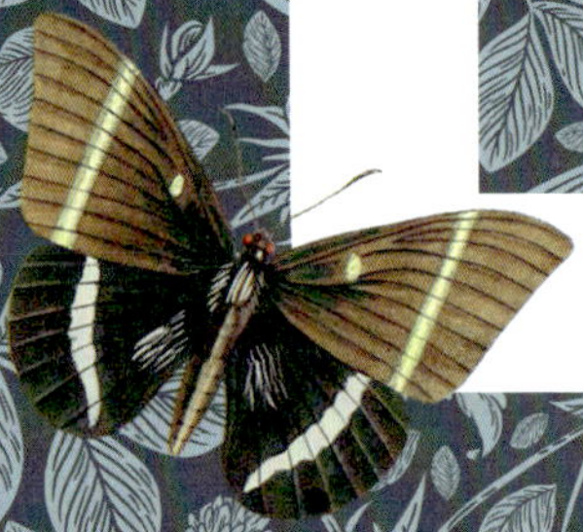

HILDEGARD VON BINGEN UND DIE EDELSTEINE

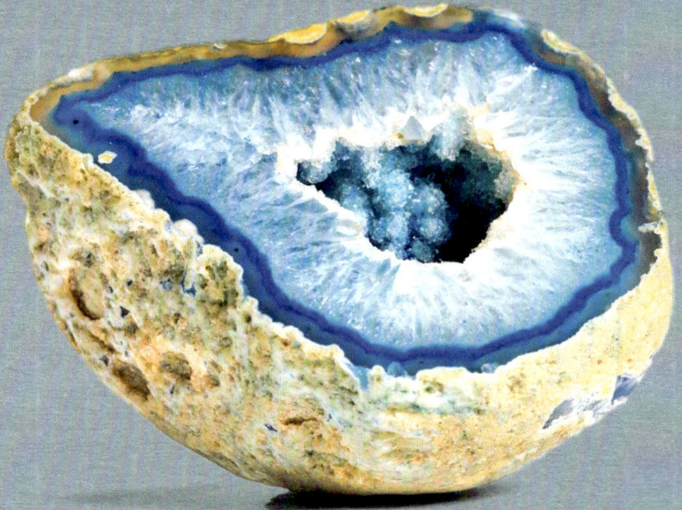

In ihrem Buch „Scivias“ hat Hildegard von Bingen über die Edelsteine geschrieben: „Jeder Stein enthält Feuer. Die teuflische Schar schreckt vor kostbaren Steinen zurück und hasst sie, denn sie erinnert sich daran, dass die Edelsteine ihren Ursprung im Feuer haben, in dem die gefallenen Engel nun ihre Strafe gefunden haben.“

Die Kraft der Edelsteine

Die Verwendung der verschiedensten Edelsteine in der Heilkunde der Vorzeit und der Antike war ein fester Bestandteil der medizinischen Kunst jener Zeiten. Bis in das Jahr 400 vor Christus lassen sich schriftliche Aufzeichnungen zur Kraft der Kristalle in der altindischen Sprache Sanskrit zurückverfolgen. Auch durch archäologische Funde aus Indien, dem alten Ägypten und dem antiken Griechenland lässt sich die Rolle von Kristallen in der Heilkunde belegen. Die besondere Bedeutung von Edelsteinen sowie die Verehrung, die man ihnen entgegenbrachte, finden sich auch in der Bibel wieder. Hier heißt es von der Stadt Jerusalem, „die vom Himmel, von Gott kommt, wenn der alte Weltraum und die alte Erde nicht mehr sein werden“: „Die Grundsteine der Mauern werden mit verschiedenen Edelsteinen verziert sein. Der erste Grundstein mit Jaspis, der zweite mit Saphir, der dritte mit Chalzedon, der vierte mit Smaragd.“ (Offenbarung 21,19). Die Bewunderung für die Edelsteine zeigt sich in der Bibel darüber hinaus in der Tatsache, dass der Hohe Priester, der besondere Aufgaben im Tempel zu versehen hatte, sein Brustschild mit Juwelen verziert hatte. Auf jedem Edelstein stand der Name einer der zwölf Stämme Israels.

Hildegard und die Steine

Hildegard von Bingen hat in ihren Werken „Physica“ und „Causae et Curae“ über die Anwendungsmöglichkeiten und die Wirkung von Edelsteinen in der Naturheilkunde berichtet. Obwohl sie von den geologischen Vorgängen rund um die Entstehung von Edelsteinen nichts wissen konnte, hat sie dort bereits die verschiedenen Wachstumsformen der Kristalle treffend beschrieben. Mit ihrem ebenmäßigen Äußeren und dem hohen Grad von Ordnung, der ihnen innewohnt, heben sie sich merklich vom ansonsten meist chaotisch erscheinenden Zustand der Natur ab. Sowohl die Kristalle aus dem Erd-

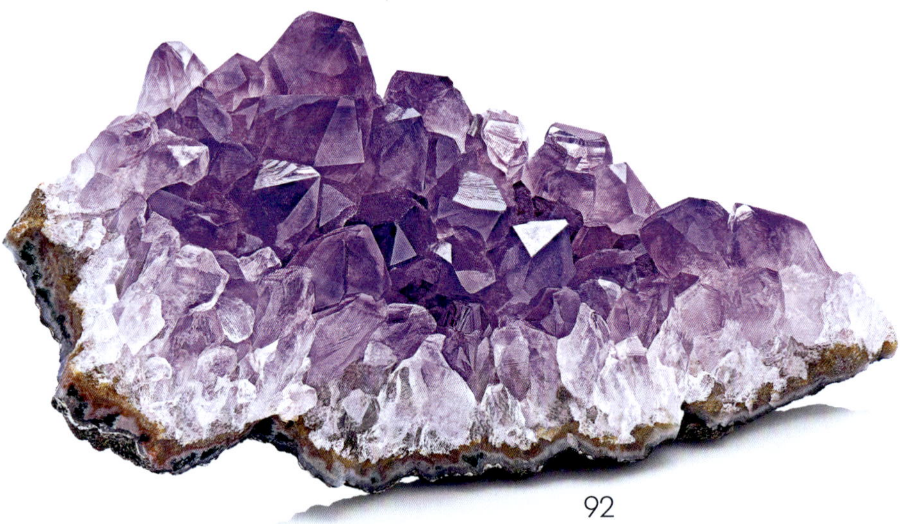

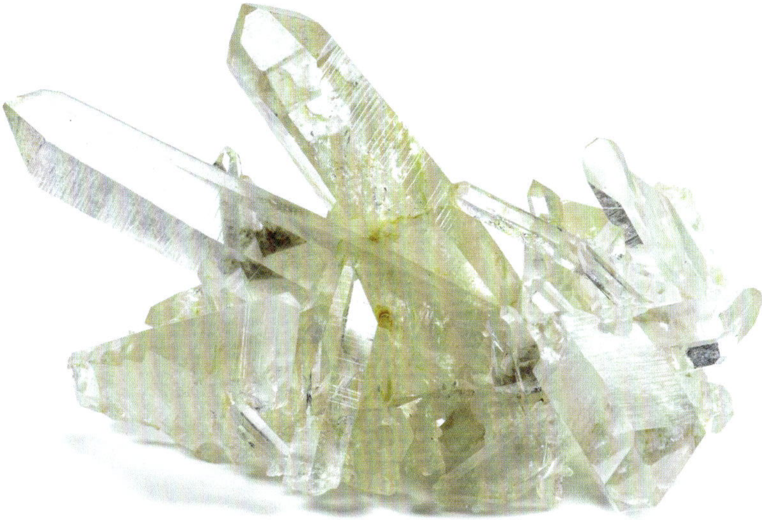

inneren oder aus der austretenden Lava als Primärmineralien als auch die auf der Erdoberfläche durch Einwirkung von Hitze, Luft und Wasser entstehenden Sekundärmineralien erhalten ihre Form durch die perfekte Harmonie und Einheit der Atome, die sich zu einem Kristall zusammenfinden. Deshalb lag es in mittelalterlichen Zeiten nahe, darin das Wirken der ordnenden Hand Gottes zu sehen. So sagte Hildegard von Bingen: „Himmlische Schöpfungsenergie traf auf die Materie und machte sie zu Energieträgern, die nützliche und heilende Energien aussenden. Jeder Edelstein öffnet wie ein Schlüssel ein Schloss zu bestimmten Bereichen unserer Seele. Seele und Edelstein kennen einander und verstärken ihre Energien. Dier führt zu Heilungsprozessen im Organismus." Sie empfahl zum Beispiel einen Topas gegen Fieber. Bei einer „hinfallenden Krankheit solle man einen Achat drei Tage lang in Wasser legen, am vierten herausnehmen, leicht erhitzen, damit alle Speisen kochen, das soll er zehn Monde machen, und er wird geheilt werden – außer Gott will es nicht." Doch geben Hildegards Ausführungen über die Steine den Forschern heute immer noch zahlreiche Rätsel auf. Dabei ist man sich heute einig, dass zahlreiche Passagen des Werkes durch eine nachträgliche Überarbeitung verändert worden sind, insbesondere solche, die von den magischen Kräften der Edelsteine handeln. Zudem ist die Frage nicht letztlich zu klären, ob nicht auch noch weitere Teile des Werkes nicht authentisch sind und erst viel später hinzugefügt wurden.

Edelsteinmedizin heute

Auch heute noch gibt es in der Medizin Ansätze zur Verwendung von Edelsteinen zur Heilung von Krankheiten. Die Edelsteintherapie wird von der Schulmedizin bestenfalls kritisch bis skeptisch betrachtet, meist jedoch rundweg abgelehnt. Dennoch gibt es zahlreiche Menschen, die der medizinischen Wirkung von Edelsteinen vertrauen. Sie argumentieren, dass im menschlichen Körper ebenso wie in Edelsteinen Schwingungen vorhanden sind und diese aufeinander einwirken können. Zur Heilung von Krankheiten kommt es nun vor allem darauf an, zur Behandlung den richtigen Stein mit den richtigen Schwingungen auszuwählen. Grundsätzlich gehen die Anhänger der Edelsteintherapie davon aus, dass jeder Edelstein eine Heilwirkung besitzt. Wie bei allen naturwissenschaftlich nicht hinreichend erklärbaren Phänomenen gibt es auch bei der Edelsteinmedizin verschiedene Glaubensrichtungen. Wie Hildegard schreiben sie den einzelnen Edelsteinen ganz unterschiedliche Heilwirkungen zu. Die meisten Anhänger der Edelsteinmedizin haben jedoch darüber hinaus ihren persönlichen Favoriten, dem sie unter allen Steinen die größte Heilwirkung zumessen, beispielsweise den Bergkristall.

Für die Anwendung der Edelsteine gibt es mehrere Methoden. Die am weitesten verbreitete, die auch bei Hildegard an erster Stelle steht, ist das Auflegen eines Steins auf die Haut über dem erkrankten Organ. Für Langzeittherapien eignet sich das Tragen des Steines auf der Haut über dem erkrankten Organ, beispielsweise an einer Kette oder einem Band. Achtung: Diese Methode ist nicht anwendbar bei kleinen Kindern, bei denen vor allem Halsketten leicht lebensgefährlich werden können. Geben Sie für Kinder den Edelstein besser in einen kleinen Beutel und legen Sie diesen in das Kopfkissen des Kindes. Neben diesen Methoden findet man auch Rezepte, nach denen man mit Edelsteinen Heilwässer oder aus Edelsteinen Pulver herstellen kann. Bereits Hildegard hat dazu geraten, jeden Stein vor der Anwendung in kaltem Wasser zu waschen. Wichtig scheint der Hinweis, der auch von Edelstein-Therapeuten unterstützt wird, dass niemand sich ausschließlich auf die Heilung durch Edelsteine verlassen darf – vor allem bei schwereren organischen Erkrankungen. Die Edelsteinmedizin darf ausschließlich als Ergänzung einer kompetenten ärztlichen Behandlung betrachtet werden.

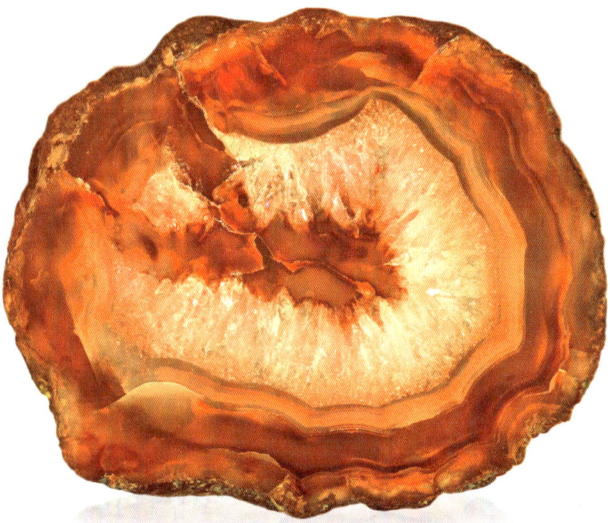

Wissenschaft oder Okkultismus?

Im Gegensatz zu den allgemein akzeptierten, einleuchtenden und in vielen Fällen die wissenschaftlichen Erkenntnisse der modernen Medizin und Ernährungsforschung bereits vorwegnehmenden Grundsätzen der Ernährungstherapie Hildegards ist ihre Edelsteinmedizin heute nicht unumstritten. Ursache ist die Vereinnahmung der Person Hildegards, der großen und leuchtenden weiblichen Gestalt des europäischen Mittelalters, durch esoterische Kreise und Zirkel, in deren Weltbild die aus dem Gesamtzusammenhang gerissene Edelsteintherapie Hildegards bestens zu passen scheint. So hält die „Vereinigung christlicher Heilpraktiker" in Deutschland den Einsatz von Edelsteinen zum Zweck der Heilung für gefährlich, und zwar „nicht, weil die Edelsteine selbst ein Problem wären, sondern weil mit esoterischen Methoden die physische und psychische Hilflosigkeit kranker Menschen ausgenutzt wird und sie statt einer bewährten naturheilkundlichen Heilmethode einen Ersatz vorgesetzt bekommen, der oft mit verführerischen Versprechungen propagiert wird, aber der Realität nicht standhält und geistig in okkulte Bindungen führen kann." Doch dies ist ein allgemeines Problem unserer heutigen Zeit und kann nicht die überragende Leistung Hildegards schmälern, die in der Harmonie der Edelsteine einen Beweis für Gottes Wirken sah: „O Kraft der Ewigkeit! Alles hast Du in Deinem Herzen durch Dein Wort geordnet. Alles wird so geschaffen, wie Du es gewollt hast."

Hildegards Edelstein-Medizin

Folgende Steine finden in der Hildegardis-Edelsteinmedizin Verwendung:

NAME	FARBE	ANWENDUNGSGEBIET
Achat	halb transparent bis undurchsichtig in verschiedensten Grautönungen	Epilepsie, Insektenstich
Amethyst	transparent violett	Hautleiden, Insektenbefall
Bergkristall	transparent farblos, gelegentlich bräunlich bis schwarz	Augenleiden, Schilddrüsenleiden, Herzleiden, Magenleiden
Beryll	transparent farblos, hellgrün, grau oder rosa	Nervenleiden
Chalzedon	halb transparent bis undurchsichtig blau, gelb, grau rot oder weiß	Schwächezustände
Chrysolith	verschiedene Grüntöne	Fieber, Herzleiden
Chrysopras	transparent bis undurchsichtig in verschiedenen Grüntönen	Epilepsie, Gicht
Diamant	transparent, meist farblos, aber auch von gelblich bis schwarz	Leberleiden, Alkoholismus, Gicht, Schlaganfall
Hyazinth	transparent rotbraun	Fieber, Augenleiden
Jaspis	halb transparent bis undurchsichtig blau, braun, gelb, grün rot oder schwarz	Ohrenleiden, Gicht, Erkältungen
Karneol	transparent in Rottönen	Nasenbluten
Onyx	schwarz oder meliert weiß	Augenleiden, Fieber, Herzleiden, Magenleiden
Rubin	transparent rot	Gicht, Fieber, Kopfschmerzen
Saphir	transparent blau	Augenleiden, Magenleiden, Gicht
Sarder	bräunlich	Ohrenleiden, Fieber, Leberleiden
Sardonyx	braun-weiß gebändert	mangelnder Intellekt
Smaragd	transparent grün	Epilepsie, Herzleiden, Magenleiden, Geschwüre, Kopfschmerzen
Topas	halb transparent blau, braun, gelb, grün oder weiß	Augenleiden, Fieber

IMPRESSUM

HEEL Verlag GmbH
Gut Pottscheidt
53639 Königswinter
Tel.: 02223 9230-0
Fax: 02223 9230-13
E-Mail: info@heel-verlag.de
www.heel-verlag.de

Autor: Holger Vornholt
Gestaltung: gb-s Mediendesign, Königswinter
Lektorat und Bildredaktion: Ulrike Reihn-Hamburger

Fotos: © Adobe Stock
Mit Ausnahme von:
© Picture Alliance: akg-images (7), Mary Evans Picture Library (17), Quagga Illustrations (19), WILDLIFE/D.Harms (50o, 64o), imageBROKER/Helmut Meyer zur Capellen (53u), Zoonar/Manfred Ruckszio (54o),

Printed in Slovakia

ISBN 978-3-96664-510-2